Terashima Method

Gastric Cancer Surgery in
Shizuoka Cancer Center

寺岛式

日本静冈癌中心
胃癌手术

从开腹到机器人手术

主 编 （日）寺岛 雅典
Masanori Terashima

主 审 李国新　陈瑛罡　郭晓彤

主 译 王利明

副主译 李 杰　于向阳

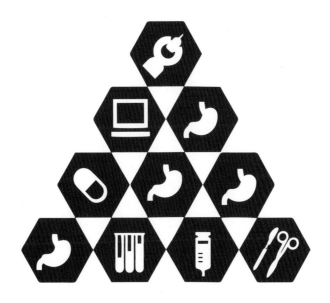

北方联合出版传媒（集团）股份有限公司
辽宁科学技术出版社
·沈 阳·

图书在版编目（CIP）数据

寺岛式日本静冈癌中心胃癌手术 /（日）寺岛雅典主编；王
利明主译 . —沈阳：辽宁科学技术出版社，2022.10
　　ISBN 978-7-5591-2528-6

　　Ⅰ . ①寺… 　Ⅱ . ①寺… 　②王… 　Ⅲ . ①腹腔镜检—应
用—胃癌—外科手术 　Ⅳ . ① R735.2

中国版本图书馆 CIP 数据核字（2022）第 082316 号

出版发行：辽宁科学技术出版社
　　　　　（地址：沈阳市和平区十一纬路25号 　邮编：110003 ）
印 刷 者：辽宁新华印务有限公司
经 销 者：各地新华书店
幅面尺寸：210 mm × 285 mm
印　　张：11
字　　数：320 千字
出版时间：2022 年 10 月第 1 版
印刷时间：2022 年 10 月第 1 次印刷
责任编辑：凌　敏
封面设计：晓　娜
版式设计：袁　舒
责任校对：闻　洋

书　　号：ISBN 978-7-5591-2528-6
定　　价：138.00元

联系电话：024-23284363
邮购热线：024-23284502
http://www.lnkj.com.cn

■ 主编

寺岛　雅典　日本静冈癌中心胃外科

■ 编者（按执笔顺序）

日景　　允　日本静冈癌中心胃外科

藤谷　启一　日本静冈癌中心胃外科

寺岛　雅典　日本静冈癌中心胃外科

古川健一朗　日本静冈癌中心胃外科

坂东　悦郎　日本静冈癌中心胃外科

大森　隼人　日本山梨县立中央医院外科

谷泽　　丰　日本静冈癌中心胃外科

神谷　　谕　日本静冈癌中心胃外科

幕内　梨惠　日本癌研有明医院胃外科

主译简介

王利明

　　男，医学博士。2006年毕业于中国医科大学六年制临床医学日语班，同年7月在南方医科大学南方医院外科进行住院医师规范化培训。2009年3月，日本医师资格考试合格后一直在日本从事外科工作，先后获得日本外科专科医师资格、日本癌治疗认定医师资格以及日本内镜外科技术认定医师资格。2017年3月，日本札幌医科大学第一病理学博士毕业。2018年4月至2020年3月，师从著名结直肠外科专家山口茂树教授，主译《日本静冈癌中心大肠癌手术》（原著：绢笠祐介），主译《腹腔镜下直肠癌手术图谱》（原著：伊藤雅昭）。2021年9月就职于中国医学科学院肿瘤医院深圳医院胃肠外科。

副主译简介

李杰

　　男，副主任医师。1997年毕业于西安交通大学医学部（原西安医科大学），2010年毕业于日本国立群马大学医学部肿瘤外科，获医学博士学位。2018年7月至2019年1月，在日本静冈癌中心结直肠外科做访问学者。现任职于西安交通大学第二附属医院普通外科，长期从事临床、教学及科研工作。致力于开展结直肠癌的综合诊断、微创和精准治疗，以及相关研究工作。

于向阳

　　男，医学博士，主任医师，硕士生导师。天津市南开医院胃肠外科一病室主任，2015年4月至2016年3月，在日本国立癌中心做访问学者。主要从事胃肠肿瘤和胃肠复杂良性外科疾病的综合治疗，擅长各种胃癌、结直肠癌等疾病的微创手术。其手术技巧以追求精细化、定型化而闻名，曾率团队获得2021年第四届中国结直肠外科临床技能大赛全国总冠军。

译者名单

主审

李国新　陈瑛罡　郭晓彤

主译

王利明

副主译

李　杰　于向阳

参译人员（按姓氏笔画排序）

马浩越	中国医学科学院肿瘤医院深圳医院胃肠外科
王洋洋	中国医学科学院肿瘤医院深圳医院胃肠外科
任培德	中国医学科学院肿瘤医院深圳医院胃肠外科
刘　琪	中国医学科学院肿瘤医院深圳医院胃肠外科
闫　媛	西安市中心医院消化内科
孙　鹏	中国医学科学院肿瘤医院深圳医院胃肠外科
孙跃民	中国医学科学院肿瘤医院胰胃外科
余永刚	中国医学科学院肿瘤医院深圳医院胃肠外科
宋帛伦	中国医学科学院肿瘤医院深圳医院胃肠外科
陈瑛罡	中国医学科学院肿瘤医院深圳医院胃肠外科
栾玉松	中国医学科学院肿瘤医院深圳医院胃肠外科
郭晓彤	中国医学科学院肿瘤医院深圳医院胸外科
常慧静	中国医学科学院肿瘤医院深圳医院胃肠外科
彭畔新	中国医学科学院肿瘤医院深圳医院胃肠外科
蔡旭浩	中国医学科学院肿瘤医院深圳医院胃肠外科

序言

1983年我从医学院毕业时，胃癌手术仅分为胃全切除术以及胃次全切除术两种术式。行胃全切除术时几乎所有病例都需要联合切除胰尾、脾脏。对于早期胃癌也是全部进行网膜囊切除。因此，行胃癌手术就必须掌握网膜囊切除。时光流逝，如白驹过隙，在35年间，随着循证医学的发展以及新的手术器械的研发进展，胃癌手术也与时俱进，逐渐多样化。

1991年，自日本大分大学的北野正刚教授开展了第一例腹腔镜下胃切除术以来，该技术迅速普及。最近几年，微创手术的发展尤为迅猛，许多医院甚至已经引入了机器人手术系统。虽然腹腔镜下胃癌手术的循证医学证据迟迟未能确立，但对于早期胃癌，腹腔镜下胃切除术作为标准治疗方法已成为共识。

此外，今后在胃癌手术中如何保留脏器功能将成为发展趋势。保留幽门的胃切除术本来是为治疗胃溃疡而开发出来的一种术式，如今也成为胃体部早期癌的标准术式。曾经贲门侧胃切除术因为术后反流性食管炎等严重并发症而被当作手术禁忌证，最近随着重建方法的改进，也被公认为是一种保留脏器功能的术式。

虽然对于进展期胃癌在术前要导入新辅助化疗，但对于分期更晚的进展期胃癌仍需要进行更加高难度的开腹扩大手术。如何在胃癌开腹手术逐渐减少的形势下，把高难度的开腹手术技能传承下去，也值得我们思考。

但是，无论胃癌手术如何变化，其根本仍没变。外科医师须从患者的角度出发，换位思考，执刀之际须牢记："手术既要保证切除干净，又不能盲目扩大切除范围，必须恰到好处。绝不能造成术后并发症的发生，且术后功能障碍也必须控制在最小范围之内。"

自2002年9月日本静冈癌中心开院以来，胃癌手术量迅速增加，现已稳居日本第二位。从开腹手术到机器人手术，从前哨淋巴结活检到胃全切除术等，日本静冈癌中心开展术式之广泛，病例数之多，是其他医院无法匹敌的。随着时代的进步，胃癌手术也会逐渐演化，我们借此机会对现阶段的胃癌术式进行了汇总解说，也是意义非凡的一件事。

本书若能为广大年轻的外科医师学习胃癌手术提供一些参考，我们将无比欣慰。

寺岛 雅典
日本静冈癌中心胃外科
2020年2月

目 录

附录视频的使用方法

　　附录视频收录了大量胃切除术的手术视频。要观看视频需要微信扫描下方二维码。此为一书一码，为避免错误扫描导致视频无法观看，此二维码提供两次扫描机会，扫描两次后，二维码不再提供免费观看视频机会。购买本书的读者，一经扫描，即可始终免费观看本书视频。该视频受版权保护，如因操作不当引起视频不能观看，本公司均不负任何责任。切记，勿将二维码分享给别人，以免失去自己免费观看视频的机会。操作方法请参考视频使用说明。

视频使用说明

　　扫描二维码即可直接观看视频。视频下有目录，点击目录可以进入相关视频的播放页面直接观看。如视频无法观看，请在微信关注公众号"辽科医友汇"给我们留言，收到留言我们会尽快回复。

yGMB0

扫码关注"辽科医友汇"

视频目录

第1章　胃癌手术要掌握的解剖

一、胃的解剖

（一）胚胎学由来

胚胎发育第 4 周中期形成前肠、中肠、后肠。后肠是包括泌尿生殖器的排泄系统。前肠由腹腔干动脉供血，中肠由肠系膜上动脉供血，后肠由肠系膜下动脉供血。第 4 周之后前肠分出食管、胃以及肝芽。

胚胎发育初期，胃腹侧以肠系膜腹侧固定于前腹壁上，胃背侧以肠系膜背侧固定在后腹壁上，但在第 5 ~ 6 周时，胃旋转 90°，使胃背侧向左侧膨大延伸，形成胃大弯。胃腹侧则向右方凹陷形成胃小弯。此外，袋状腹膜腔向胃后方的背侧胃系膜延伸，之后折叠形成网膜囊腔。在此过程中，腹侧肠系膜内的肝脏向右生长，逐渐增大，背侧肠系膜内的脾脏向左侧偏移，固定在后腹壁上。

（二）位置及固定

胃位于上腹部，大部分在左上腹部，其近端 1/3 位于肋骨弓内。贲门部固定于横膈膜上，前方毗邻肝左叶。胃大弯与横结肠、脾脏相邻，胃小弯与肝胃韧带、肝十二指肠韧带相连。此外，幽门位于胰头部前面，靠近门静脉、肝动脉、胆总管。胃的幽门侧前面与腹膜相接，后面有胰腺、结肠系膜、横膈膜。食管胃结合部以及十二指肠移行部是固定的，其余的靠胃脾韧带、胃结肠韧带、胃横膈韧带、肝胃韧带以及胃胰皱襞等结构，与周围脏器相固定。

（三）胃黏膜的构造

胃黏膜面有许多几毫米的黏膜隆起，称为胃岛，其表面的细小凹陷称为胃小凹。胃小凹底部黏膜深层有腺体开口区，这些腺体因胃区域不同，其结构与功能也不相同。

幽门腺主要分布在幽门以及前庭部。贲门腺主要分布在食管胃结合部上下 1cm 范围内，幽门腺以及贲门腺均由黏液细胞构成，起润滑作用。

胃体以及胃底的腺管组织称为胃底腺，是由管状腺体构成的。胃底腺由主细胞、壁细胞、颈黏液细胞等外分泌细胞以及少部分的内分泌细胞构成。

主细胞主要分布在腺底部，分泌胃蛋白酶原，之后在酸化作用下生成胃蛋白酶，作为一种消化酶协调消化功能。壁细胞主要分布在腺体颈部，分泌出盐酸。此外，壁细胞还分泌小肠吸收维生素 B_{12} 所必需的内因子。颈黏液细胞主要分布在胃底腺颈部，与幽门腺、贲门腺的黏液生成细胞类似，分泌大量的黏液成分。

胃黏膜有各种各样的内分泌细胞存在。幽门部的内分泌细胞主要存在于腺体颈部，一半以上是分泌胃泌素（Gastrin）的 G 细胞。其余 30% 是分泌血清素（Serotonin）的 EC 细胞，剩下的 15% 是分泌生长抑素（Somatostatin）的 D 细胞。胃底腺部主要由产生组胺（Histamine）的 ECL 细胞构成。

二、动脉

胃的动脉血供是由腹腔干动脉分出的胃左动脉、脾动脉、胃右动脉、胃十二指肠动脉 4 个分支构成的。在胃大弯与胃小弯形成边缘动脉弓，分出直动脉进入胃壁内。日本学者 Adachi 对 252 例解剖标本进行总结，对腹主动脉各分支、胃左动脉、脾动脉、肝总动脉以及肠系膜上动脉的各分支进行统计分型，分为 I ~ VI 型。与肝动脉的变异相组合后总共分为 28 个类型（图 1-1）。

（一）胃左动脉

胃左动脉主要是由腹腔干动脉分支，沿网膜囊上缘走行于左侧胃胰皱襞内，紧贴胃小弯向胃小弯的前后壁分出动脉分支。向上发出贲门食管动脉支以及胃穹隆部的分支。胃左动脉为从腹主动脉直接发出的独立分支的情况占 7.5%（Adachi II / III 型），一般胃左动脉与横膈下动脉起始于同一部位。

（二）脾动脉 （图 1-2）

脾动脉比肝总动脉更弯曲。脾动脉大多数分出 2 ~ 3 个分支之后成为终末支，在进入脾脏之前独立分支的动脉称为脾上极动脉（30% ~ 65%、59%）、脾下极动脉（80%、21%）。

1. 胃后动脉

胃后动脉起始于脾动脉主干中央 1/3 处，沿后腹壁上行进入到网膜囊上缘，分布于胃底穹隆后壁。

2. 脾胃动脉

胃后动脉分布于胃底以及脾上极时称为脾胃动脉（37%、45%）。

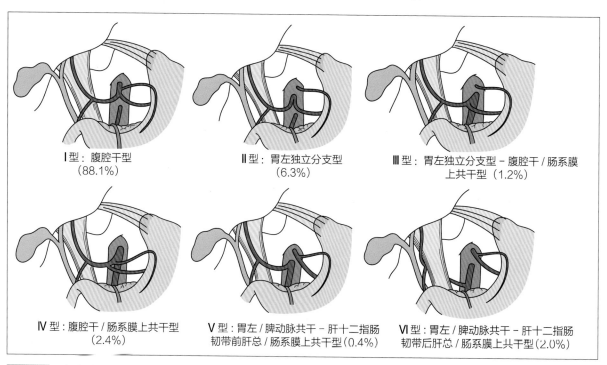

I 型：腹腔干型
（88.1%）

II 型：胃左独立分支型
（6.3%）

III 型：胃左独立分支型 - 腹腔干 / 肠系膜
上共干型（1.2%）

IV 型：腹腔干 / 肠系膜上共干型
（2.4%）

V 型：胃左 / 脾动脉共干 - 肝十二指肠
韧带前肝总 / 肠系膜上共干型（0.4%）

VI 型：胃左 / 脾动脉共干 - 肝十二指肠
韧带后肝总 / 肠系膜上共干型（2.0%）

图 1-1　腹腔动脉的分型（Adachi 分型）

（引自 Adachi B et al : Das Arteriensystem der Japaner, Maruzen, Kyoto, p.44-46, 1928 .）

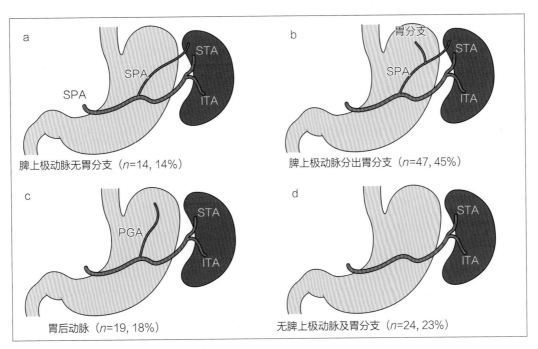

图 1-2 脾动脉的上极动脉与胃后动脉分型

SPA：脾上极动脉；STA：脾上极动脉终末支；ITA：脾下极动脉终末支；PGA：胃后动脉。

（获得许可转载自Ishikawa Y et al：Surgery Today 48：841-847, 2018．）

3. 胃网膜左动脉

胃网膜左动脉的起始部并非是脾动脉主干，72% 是由脾上极动脉终末支分出的，19% 则是由脾下极动脉分出的。细小分支走行于脾胃韧带内，向胰尾部以及脾下极分出细小的动脉分支。在形成一个无血管区域后，胃网膜左动脉沿着胃结肠系膜的胃大弯侧分布于胃以及大网膜上。

4. 胃短动脉

从脾门发出许多直动脉分支，沿着脾胃韧带走行分布于胃底、胃体上部的胃大弯侧。

（三）肝总动脉

肝总动脉起自腹腔动脉的主干，分出肝固有动脉以及胃十二指肠动脉。Michels 通过 200 例患者的解剖详细描述了肝脏的血流支配分类。即胃左动脉分出肝左动脉，腹腔干动脉分出肝中动脉，肠系膜上动脉分出肝右动脉，按照参与肝内血流组成的比例分成部分分型（Accessory）或完全分型（Replace），总共分为十大类（图 1-3）。胃癌手术最棘手的问题是从胃左动脉分出的肝左动脉、从肠系膜上动脉分出的肝右动脉，特别是肝左动脉完全变异时（2 型、4 型、8b 型）或者胃左动脉分出肝固有动脉分支时（10 型），这些类型是值得高度注意的。

1. 肝固有动脉

肝固有动脉分出胃右动脉、十二指肠上动脉以及胆囊动脉。

2. 胃右动脉

胃右动脉一般起始于肝固有动脉，分出直动脉分支，分布于幽门部以及胃体部。

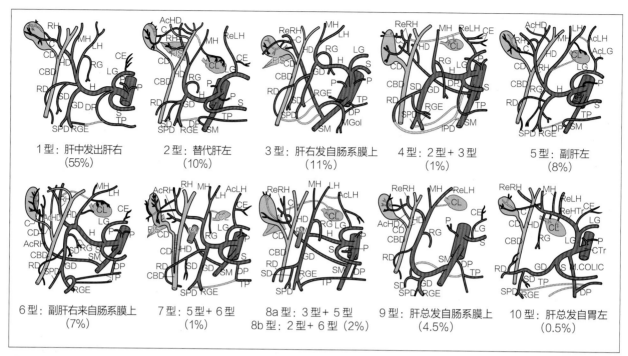

1 型：肝中发出肝右
(55%)

2 型：替代肝左
(10%)

3 型：肝右发自肠系膜上
(11%)

4 型：2 型 + 3 型
(1%)

5 型：副肝左
(8%)

6 型：副肝右来自肠系膜上
(7%)

7 型：5 型 + 6 型
(1%)

8a 型：3 型 + 5 型
8b 型：2 型 + 6 型 (2%)

9 型：肝总发自肠系膜上
(4.5%)

10 型：肝总发自胃左
(0.5%)

图 1-3 肝动脉的分型（Michels 分型）

（引自 Nicholas A Michels：Blood supply and anatomy of the upper abdominal organs with a descriptive atlas. J. B. Lippincott company, Philadelphia and Montreal, p.372-376, 1955.）

3. 胃十二指肠动脉

绝大多数起源于肝总动脉，在胰腺上缘背侧分出胰十二指肠上后动脉，在幽门环高度分出胃网膜右动脉。之后，分出胰十二指肠上前动脉，在胰头部前面弧状下行，与胰十二指肠下前动脉形成血管弓，与肠系膜上动脉系相交通。

十二指肠球部由十二指肠上动脉以及十二指肠后动脉供血。十二指肠上动脉由胃右动脉、胰十二指肠上后动脉以及胃十二指肠动脉分出，十二指肠后动脉由胃十二指肠动脉、胰十二指肠上动脉以及胃网膜右动脉分出。

4. 胃网膜右动脉

分出十二指肠球部的分支后，在大网膜前叶内沿着胃大弯走行，向上分出胃分支，向下分出大网膜分支。

5. 幽门下动脉（图 1-4）

幽门下动脉主要汇入幽门前庭胃大弯侧。根据起始部位分为 3 种类型：起始于胰十二指肠上前动脉的（64%）、起始于胃网膜右动脉的（25%）和起始于胃十二指肠动脉的（11%）。

▌三、静脉

（一）胃左静脉（胃冠状静脉）

胃左静脉一般走行于胃胰皱襞内，沿后腹壁汇入门静脉，一般汇入脾静脉以及肠系膜上静脉合流的三角区域附近，也可以直接汇入门静脉左侧或肝左叶。

　　胃左静脉与腹腔动脉系的位置关系主要分为以下 6 种类型（图 1-5）。

- Ⅰa 型：肝总动脉腹侧 3.0%。
- Ⅰp 型：肝总动脉背侧 48.1%。
- Ⅱ型：胃左动脉腹侧 30.0%。
- Ⅲa 型：脾动脉腹侧 12.2%。
- Ⅲp 型：脾动脉背侧 5.7%。
- Ⅳ型：经小网膜汇入肝门部门静脉 1.0%。

（二）胃右静脉

　　胃右静脉沿着胃右动脉走行于肝十二指肠韧带内，汇入门静脉主干前壁。

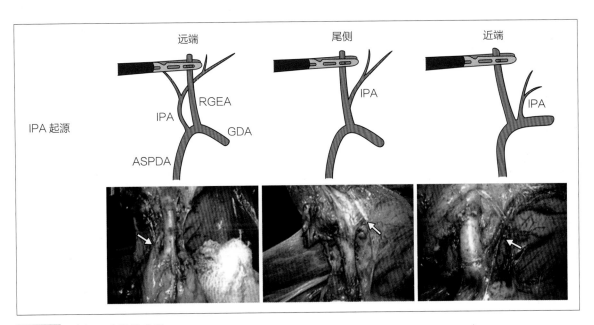

图 1-4 幽门下动脉的分类

IPA：幽门下动脉；RGEA：胃网膜右动脉；GDA：胃十二指肠动脉；ASPDA：胰十二指肠上前动脉。

（引自 Haruta S et al：Gastric Cancer **18**：876-880, 2015.）

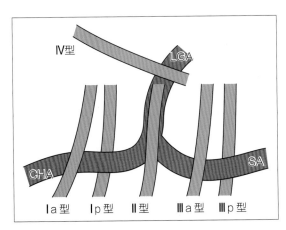

图 1-5 胃左静脉的分类

LGA：胃左动脉；CHA：肝总动脉；SA：脾动脉。

（引自 Lee H et al：Surg Endosc **33**：1903-1909, 2019.）

（三）胃网膜右静脉

胃网膜右静脉走行于大网膜内，与胃网膜右动脉伴行，在胰头部前面汇合胰十二指肠上前静脉以及副右结肠静脉或中结肠静脉形成胃结肠静脉干，在胰腺下缘切迹汇入肠系膜上静脉。该血管周围淋巴液汇入肠系膜上动脉周围淋巴结。

胃结肠静脉干的分支：主要为胃网膜右静脉、胰十二指肠上前静脉、副右结肠静脉，该类型占46.5%；其次为胃网膜右静脉、胰十二指肠上前静脉、副右结肠静脉、右结肠静脉，该类型占20.1%；其余的为胃网膜右静脉、胰十二指肠上前静脉、右结肠静脉，该类型占12.3%（图1-6）。

（四）胃网膜左静脉、胃短静脉

胃网膜左静脉与胃网膜左动脉伴行，在脾门附近汇入脾静脉。胃短静脉一般直接汇入脾上段实质内。胃后静脉大多与胃后动脉伴行，并汇入脾静脉主干。

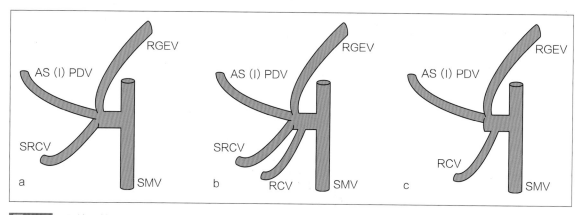

图1-6　胃结肠静脉干的合流形态

AS（Ⅰ）PDV：胰十二指肠上前静脉；RGEV：胃网膜右静脉；SRCV：副右结肠静脉；SMV：肠系膜上静脉；RCV：右结肠静脉。

（引自Peltrini R et al：Surg Radiol Anat 41：879-887，2019．）

四、淋巴系统

一般来说，胃壁浆膜下淋巴管网汇集后沿着胃的支配动脉如胃左动脉、脾动脉、肝总动脉汇集到腹腔干周围淋巴结或者一部分汇集到肠系膜上动脉周围淋巴结，最终流入腹主动脉周围淋巴结。

《胃癌取扱い規約》对胃周围相关的淋巴结进行了编号及定位。

（一）流向腹腔动脉干根部的淋巴通路

1. 胃左动脉周围淋巴结

贲门周围淋巴结（1组、2组）比较发达。贲门右侧淋巴结（1组）一般沿着胃左动脉走行，此外还有一部分淋巴流与肝淋巴结相交通。胃小弯左侧的淋巴流汇入胃左动脉淋巴结（3组）、胃胰皱襞内的胃左动脉干淋巴结（7组），然后汇入胃左动脉起始部的胃左动脉根部淋巴结（9组）。

2. 脾动脉周围淋巴结

胃大弯的淋巴通路以左侧比较有优势。主要由胃短动脉淋巴结（4sa 组）以及胃网膜左动脉淋巴结（4sb 组）构成。其次，左右流向的淋巴流沿着脾动脉主干走行，收集胰腺上缘淋巴流，最终汇入脾动脉起始部（9 组）。胃后壁走行的淋巴流沿着胃后动脉直接汇入脾动脉干淋巴结（11p 组、11d 组）。汇入胃左动脉以及脾动脉起始部的淋巴结，最后流入腹主动脉周围淋巴结（16 组）。

3. 肝总动脉周围淋巴结

胃小弯右侧的淋巴通路沿着胃右动脉、幽门上淋巴结（5 组）、肝总动脉前方淋巴结（8a 组）汇入腹腔动脉干周围淋巴结（9 组）。肝总动脉前方淋巴结不仅收集了胃右动脉区域（46%）的淋巴流，还有胃左动脉区域（66%）以及胃网膜右动脉区域（54%）的淋巴流。

（二）流向肠系膜上动脉根部的淋巴通路

胃大弯右侧的淋巴通路沿着胃网膜右动脉汇入幽门下淋巴结（6 组）。6 组淋巴结的亚分类法，为保留幽门胃切除术的一项指标（图 1-7）。之后的淋巴流多数与动脉渐行渐远，逐渐靠近胃网膜右静脉，沿着胰前面的淋巴流汇入肠系膜上静脉淋巴结（14V 组），也有一部分淋巴流沿胃十二指肠动脉汇入肝总动脉前方淋巴结。

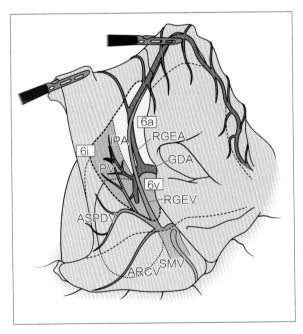

图 1-7　6 组淋巴结的亚分类

IPA: 幽门下动脉；IPV: 幽门下静脉；RGEA: 胃网膜右动脉；RGEV: 胃网膜右静脉；GDA: 胃十二指肠动脉；ASPDV: 胰十二指肠上前静脉；ARCV: 副右结肠静脉；SMV: 肠系膜上静脉。

（引自Shinohara H et al：Gastric Cancer **16**：615-620, 2013 .）

（三）横膈下动脉周围淋巴通路

位于贲门切迹处的贲门左淋巴结（2 组）沿着左横膈下动脉的贲门支汇入左下横膈动脉干淋巴结（19 组），之后汇入左肾静脉周围的腹主动脉周围淋巴结（16a2lat 组）。淋巴流收集的范围较小，但是因为直接流入腹主动脉周围淋巴结，路径较短，因此食管胃结合部癌以及残胃癌患者中，需要注意该区域的淋巴结转移。

（四）腹主动脉周围淋巴结

腹主动脉周围淋巴结根据高度分为 4 个区域，分别为 a1（腹主动脉裂孔部淋巴结：横膈内侧脚周围），a2（腹腔动脉干根部上缘到左肾静脉下缘），b1（左肾静脉下缘到肠系膜下动脉根部上缘），b2（肠系膜下动脉根部上缘到腹主动脉分支处）。此外，腹主动脉与下腔静脉之间标志为 int，腹主动脉前面标志为 pre，腹主动脉左侧标志为 lat。

现在进行胃癌手术时，腹主动脉周围淋巴结廓清范围为 16a2int/pre/lat 组以及 16b1int/pre/lat 组淋巴结（图 1-8）。

五、神经

胃由交感神经和副交感神经支配。

（一）交感神经系统

交感神经系统主要起源于胸髓以及腰髓的侧角（中央外侧核、中央内侧核）。包括胃在内的上腹部脏器的交感神经主要起源于下段胸髓。

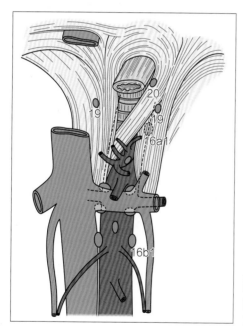

图 1-8　腹主动脉周围淋巴结的分类
（引自日本胃癌学会（編）：胃癌取扱い規約，第 15 版，金原出版，東京，p. 23 ［図 17］，2017.）

交感神经节主要分为椎体两侧的椎旁神经节以及椎体前方的椎前神经节两大类。椎旁神经节在胸腰部呈节段分布，与脊髓神经相连的同时，保持上下相通，从颈部到骶骨形成交感神经干。

腹部的椎前神经节主要沿着腹主动脉前面形成脏支起始部，分成腹腔动脉神经节、肠系膜上动脉神经节、腹主动脉肾动脉神经节、肠系膜下动脉神经节等。其中头侧的 3 处神经节比较接近，统称为腹腔神经丛。

椎旁神经节到椎前神经节的神经称为内脏神经，进入腹腔神经丛的内脏神经主要由第 5 ~ 12 胸神经分出，斜向下行，贯穿横膈膜根部，分成内脏大神经、内脏小神经、最下内脏神经。在肾动脉下方，有腹腔神经丛下行分支汇集的正中支与腹主动脉左右的腰内脏神经所构成的外侧支汇合成腹主动脉神经丛。在肠系膜下动脉尾侧，腹主动脉神经丛的左右第2～4腰内脏神经汇合成上腹下神经丛，向骨盆内走行。

(二) 副交感神经系统

副交感神经系统起始于中脑、脑桥、延髓和骶髓的颅骶神经系统细胞。支配胃的副交感神经为迷走神经。

保留自主神经的手术对象主要为：①发出迷走神经前干的肝支。②发出迷走神经后干的腹腔支。③肝总动脉周围的肝神经丛（图1-9）。

1. 肝支

支配胃与肝脏的神经由腹腔神经节分出。胃支主要由胃左动脉以及肝总动脉周围的血管鞘构成，围绕着血管周围分布到胃壁。腹部食管稍向左侧移行，迷走神经前干沿着贲门右侧下行，在贴近腹部食管前面处几乎成直角分出前胃支以及肝支两个终末分支。前胃支分布在胃穹隆部之后，继续沿着胃小弯侧下行，分出几支终末支。肝支沿肝左叶的下缘、小网膜肥厚部向右横向移行，沿着肝固有动脉分成上行支与下行支。上行支的一部分沿着胆囊动脉分布于胆囊。下行支沿着胃右动脉分出幽门支以及沿胃十二指肠动脉、胃网膜右动脉分布于十二指肠起始部以及胰腺，还有一部分分支加入肝神经丛。

2. 腹腔支

迷走神经后干沿着腹部食管背侧走行至胃胰系膜，向尾侧发出胃后支，即穿过网膜囊后壁在腹主动脉前形成右腹腔神经节（右半月神经节）。一部分沿着胃左动脉的后面进入左腹腔神经节（左半月神经节）（图1-10）。迷走神经腹腔支的走行有变异，三轮等根据迷走神经腹腔支与胃左动脉的位置关系，把它分成3种类型（图1-11）。到达腹腔神经节的迷走神经与交感神经一同沿着腹腔动脉以及肠系膜上动脉走行，分布于血管支配区域。

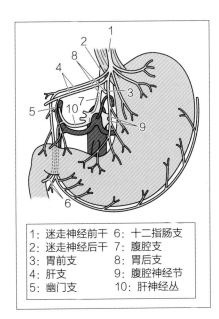

1：迷走神经前干	6：十二指肠支
2：迷走神经后干	7：腹腔支
3：胃前支	8：胃后支
4：肝支	9：腹腔神经节
5：幽门支	10：肝神经丛

图1-9 胃周围的迷走神经
（引自三輪晃一ほか：手術51：425-430，1997．）

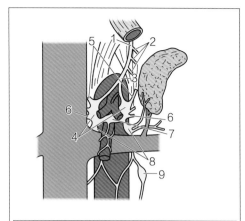

1: 后干　　　　　6: 内脏小神经
2: 胃后支　　　　7: 肠系膜上动脉神经节
3: 腹腔支　　　　8: 腹主动脉、肾动脉神经节
4: 腹腔神经节　　9: 腰神经节
5: 内脏大神经

图 1-10　胃周围的腹腔神经丛

（引自三輪晃一ほか：手術 51：425-430，1997 .）

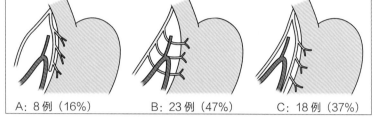

A: 8 例（16%）　　　B: 23 例（47%）　　　C: 18 例（37%）

图 1-11　迷走神经腹腔支的走行

（引自三輪晃一ほか：日外会誌 97：286-290，1999 .）

3. 肝神经丛

　　左右腹腔神经节分出的神经纤维构成腹腔神经丛，沿着胃左动脉、肝总动脉、脾动脉、肠系膜上动脉各自分布在胃、肝脏、胰尾部、肠管等脏器上。肝神经丛由发出腹腔神经丛的交感神经以及发出前迷走神经干的副交感神经组成。腹腔神经丛的肝脏支由左、右腹腔神经节分出右支以及左支。右支从胰腺后面发出，沿着胆总管走行。左支沿着肝总动脉以及肝固有动脉缠绕走行，在肝十二指肠韧带内逆时针缠绕，向肝门方向走行，形成肝神经丛，分布在肝门部，支配胆囊。

六、胃的膜构造

（一）胃周围的腹膜构造

　　胃大弯侧以及胃小弯侧均有一系膜。腹侧胃系膜与肝及胃小弯相连形成小网膜，背侧胃系膜向左侧延伸，形成脾胃韧带，下方继续延伸形成大网膜。脾胃韧带位于胃底、胃体上方胃大弯侧与脾门之间，有胃短动脉以及胃网膜左动脉走行。脾胃韧带头侧，胃底与横膈之间相连的是胃膈韧带。

（二）大网膜与横结肠系膜

　　胃主要是通过背侧系膜以及腹侧系膜与腹腔后壁以及腹腔前壁相连接。胃旋转开始时，胃背侧系膜向下方膨胀，形成囊状的大网膜。向下方膨胀的大网膜在尾侧互相融合粘连在一起。此外，横结肠系膜继续与大网膜融合。即大网膜背侧两层折叠成 4 层之后，与横结肠系膜两层相融合，形成一个 6 层的膜状结构。第 1 层与第 2 层为大网膜前层，第 3 层与第 4 层为大网膜后层，第 5 层与第 6 层形成横结肠系膜前后层。胃网膜动脉走行于第 1 层与第 2 层之间，第 5 层与第 6 层之间有营养横结肠的结肠中动脉走行。与胃网膜动脉本身是没有关联的。

　　网膜囊左右两侧是由背侧胃系膜折叠粘连而成的，此部分主要由背侧的胃系膜两层与横结肠系膜两层共4层膜组成（图1-12）。网膜囊左右背侧胃系膜与横结肠系膜之间的粘连比较疏松，沿着此疏松层面游离，向右侧胰头部游离可以松解横结肠右侧，向左侧可以游离横结肠脾曲。

（三）胃的区域淋巴结以及胃系膜（图1-13）

背侧胃系膜以胃胰皱襞为起始点，沿着腹主动脉延伸附着在胃大弯侧，包含了大多数的区域淋巴结。伴随着胃旋转，胃大弯与胃小弯相扭转，使得胃小弯侧胃左动脉周围1组、3a组、7组淋巴结成为背侧胃系膜淋巴结。

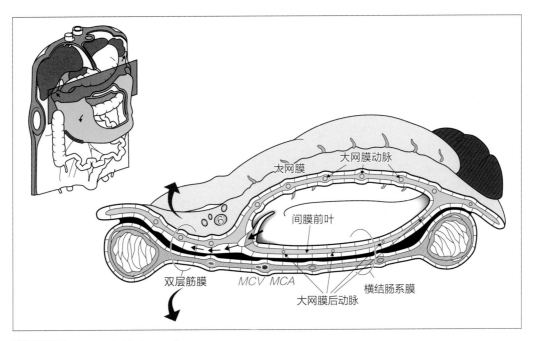

图 1-12 大网膜与横结肠系膜

MCA：结肠中动脉；MCV：结肠中静脉。

（引自篠原　尚ほか：臨外 68：448-457, 2013.）

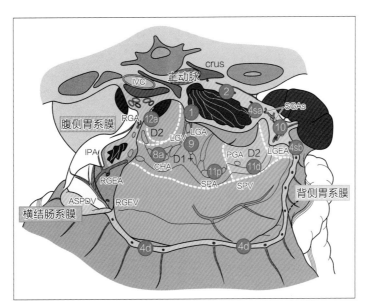

图 1-13 胃周围的系膜

（引自Kumamoto T et al：Langenbecks Arch Surg 404：369-374, 2019.）

　　腹侧胃系膜较短小，主要包括沿胃右动脉走行的 3b 组、5 组淋巴结以及沿肝固有动脉的 12a 组淋巴结。

　　14V 组以及胰腺前 17 组、胰腺后 13 组淋巴结属于十二指肠系膜内淋巴结。

　　幽门下淋巴结位于大网膜（背侧胃系膜）与十二指肠系膜之间的位置。其中，沿着胃网膜右动脉走行的归为 6a 组淋巴结，沿十二指肠系膜（胃网膜静脉）走行的为 6v 组淋巴结。此外，在两者之间沿幽门下动脉走行的为 6i 组淋巴结，行保留幽门的胃切除术时，该组淋巴结可以保留。

（四）胰腺周围的融合筋膜（图 1-14）

　　十二指肠系膜与后腹膜相碰撞之后，使胰头部固定于后腹壁。此外，背侧胃系膜与后腹膜相碰撞之后，使向系膜内延伸的胰体尾部固定于后腹壁。包绕胰腺的十二指肠系膜、大网膜与后腹膜碰撞之后，表面的腹膜粘连融合成筋膜。此时，正中靠右胰头十二指肠侧构成右胰后筋膜（Treitz fusion fascia），左侧胰尾部构成左胰后筋膜（Toldt fusion fascia）。筋膜内各自分成右侧的 13 组淋巴结，左侧的 11 组淋巴结。右侧游离胰后筋膜层面可以使胰头十二指肠游离开来（Kocher 游离），左侧则为胰腺尾部游离操作时游离的层面。

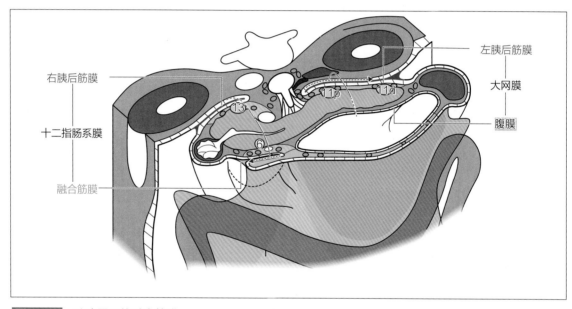

图 1-14　胰腺周围的融合筋膜
（引自篠原　尚ほか：臨外 68：576-585，2013．）

　　横结肠系膜几乎在腹部正中高度横贯腹腔，把腹腔分成结肠系膜上窝与下窝。上前方由胃、大网膜和邻近的融合筋膜构成。此外，横结肠系膜在胰腺下缘处弯曲折叠，形成横结肠系膜根部，直接延伸到左右两侧结肠肝曲以及脾曲。胰头十二指肠下半部分的十二指肠系膜前面与横结肠系膜后面融合，形成胰前筋膜。

七、食管胃结合部的解剖

　　《胃癌取扱い规约第 13 版》把食管胃交界线上下 2cm 的区域定义为贲门部，该概念也是首先由学者西先生的团队提出来的，目前作为日本的定义标准被医师们广泛接受了。该区域的癌比较特殊，在胃底上段的癌与胸部下段的食管癌的组织类型各异，淋巴结转移方式也不同。因此围绕着胃癌规约中的 CE 与食管癌规约中的 EC 的不同点，是很难解释清楚的。Siewert 团队则把食管胃交接部食管侧 1cm 以及胃侧 2cm 区域称为食管胃结合部。《胃癌取扱い规约第 15 版》则同时记载了上述两种分类方法。

（一）食管胃结合部膜的构造

腹部食管的前方为肝外侧区域后面，前面有左迷走神经干走行。腹部食管后方没有腹膜覆盖，左横膈脚以及腹主动脉与食管之间有一层疏松的结缔组织包绕着。右侧是肝尾状叶，左侧是胃底。

食管壁受左、右横膈脚以及头尾走向的食管横膈韧带的支持。如果打开食管裂孔，离断该处折返的白色结缔组织，便可进入食管横膈膜包绕食管的层面，便于进行游离。

（二）食管胃结合部的动脉

食管胃结合部的动脉主要由胃左动脉、横膈下动脉、副肝左动脉、脾动脉、腹腔干动脉等相互吻合，形成丰富的血管网。

横膈下动脉半数以上是由腹腔动脉第一支分出的。约半数的横膈下动脉在贲门切迹附近分出食管贲门支，营养腹部食管。

（三）食管胃结合部周围的静脉

食管壁黏膜固有层内有上皮下静脉丛，黏膜下层深面有黏膜下静脉丛，分出穿透支营养黏膜肌层。在食管下段，黏膜下静脉丛比较发达，且逐渐变细，与贲门部黏膜下静脉相交通。食管黏膜下静脉在食管的下段 2/3 处特别发达，贲门部附近其静脉瓣越发增多，且开口方向是由食管向胃。该区域的静脉有胃左静脉、脾静脉贲门支、胃短静脉，最后汇入门静脉系统。且一部分的静脉血注入左横膈下静脉内。右横膈下静脉左侧支走行于横膈中央，切开横膈时，需要结扎该静脉。

（四）食管胃结合部的淋巴结 （图 1-15）

食管胃结合部的手术淋巴结廓清对象主要包括下纵隔 110 组、111 组、112 组淋巴结。关于112 组淋巴结的廓清，根据《食道取扱い规约》规定，只廓清 112aoA 组淋巴结，112aoP 组、112pul 组淋巴结不在廓清范围内。

111 组淋巴结位于下纵隔的心外膜外侧，食管旁 110 组淋巴结是确保口侧食管断端阴性的足够高度水平。经食管裂孔操作的淋巴结廓清其头侧要求到达左下肺静脉下缘。背侧因为胸主动脉有一层膜包裹着，廓清 112 组淋巴结时，需要打开动脉包膜，显露出胸主动脉外膜，才可以到达正确的游离层面。如果在下纵隔右侧可见心包膜，则其右缘、背侧缘为常规廓清范围。

进行食管裂孔周围淋巴结廓清时，《胃癌取扱い规约》对 19 组淋巴结以及 16 组淋巴结并没有明确的界线规定。我们一般将左横膈下动脉头侧右侧标记为 19 组淋巴结，左横膈下动脉左侧尾侧标记为 16 组淋巴结 （图 1-15）。16a2lat 组淋巴结的廓清范围主要位于腹腔动脉干头侧，因此也包含了一部分的 16a1 组淋巴结。

16a2lat 组的廓清范围：下缘为左肾静脉，左缘为左肾上腺以及中心静脉，上缘为左横膈下动脉，背侧以左肾动脉为界。

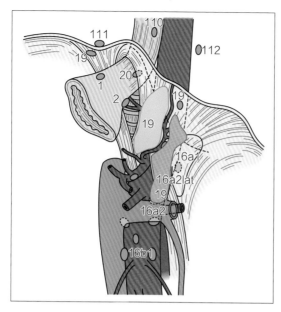

图 1-15　16a2lat 组 、19 组淋巴结的廓清范围
（引自小关佑介ほか：臨外 **73**：541-546，2018．）

参考文献

[1] Fitz Gerald MJ et al.（平野茂樹ほか訳）：人体発生学，西村書店，新潟，p.114-122，1999
[2] Sadler TW et al：Langman's Medical Embryology, 11th Ed, Lippincott Williams & Wilkins, Philadelphia, 2009
[3] 大橋健一：胃粘膜の構造と機能，胃外科の要点と盲点，荒井邦佳（編），文光堂，東京，p.32-35，2003
[4] Adachi B et al：Das Arteriensystem der Japaner, Maruzen, Kyoto, p.26-46, 1928
[5] 佐藤達夫：消化器の局所解剖学 食道・胃，金原出版，東京，p.193-243，1993
[6] 佐藤健次：胃の解剖，胃外科の要点と盲点，荒井邦佳（編），文光堂，東京，p.2-9，2003
[7] Ishikawa Y et al：Three-dimensional computed tomography analysis of the vascular anatomy of the splenic hilum for gastric cancer surgery. Surgery Today 48：841-847, 2018
[8] Nicholas A Michels：Blood supply and anatomy of the upper abdominal organs with a descriptive atlas, J. B. Lippincott company, Philadelphia and Montreal, p.372-376, 1955
[9] 大山繁和ほか：腹腔動脈の解剖学的変異（Adachi 分類と Michels 分類）．外科 80：464-469，2018
[10] Haruta S et al：Anatomical considerations of the infrapyloric artery and its associated lymph nodes during laparoscopic gastric cancer surgery. Gastric Cancer 18：876-880, 2015
[11] Lee H et al：Anatomic variations in the left gastric vein and their clinical significance during laparoscopic gastrectomy. Surg Endosc 33：1903-1909, 2019
[12] Peltrini R et al：Gastrocolic trunk of Henle and its variants：review of the literature and clinical relevance in colectomy for right-sided colon cancer. Surg Radiol Anat 41：879-887, 2019
[13] 日本胃癌学会（編）：胃癌取扱い規約，第 15 版，金原出版，東京，2017
[14] 出来尚史：胃のリンパ系，リンパ系局所解剖カラーアトラス，佐藤達夫（編），南江堂，東京，p.1-12，1997
[15] Shimada A et al：Clinical significance of the anterosuperior lymph nodes along the common hepatic artery identified by sentinel node mapping in patients with gastric cancer. Gastric Cancer 19：1088-1094, 2016
[16] Shinohara H et al：Topographic anatomy and laparoscopic technique for dissection of no. 6 infrapyloric lymph nodes in gastric cancer surgery. Gastric Cancer 16：615-620, 2013
[17] Yamashita H et al：Optimal extent of lymph node dissection for Siewert type II esophagogastric junction carcinoma. Ann Surg 254：274-280, 2011
[18] Honda S et al：Effects of initial disease status on lymph flow following gastrectomy in cases of carcinoma in the remnant stomach. Gastric Cancer 20：457-464, 2017
[19] 日本胃癌学会（編）：胃癌治療ガイドライン，第 5 版，金原出版，東京，2018
[20] 三輪晃一ほか：早期胃癌に対する迷走神経温存リンパ節郭清術．手術 51：425-460，1997
[21] 三輪晃一ほか：早期胃癌手術における神経温存の意義．日外会誌 97：286-290，1999
[22] Kumamoto T et al：Laparoscopic modified lymphadenectomy in gastric cancer surgery using systematic mesogastric excision：a novel technique based on a concept. Langenbecks Arch Surg 404：369-374, 2019
[23] Mizuno A et al：Lymphadenectomy along the infrapyloric artery may be dispensable when performing pylorus-preserving gastrectomy for early middle-third gastric cancer. Gastric Cancer 20：543-547, 2017
[24] 小関佑介ほか：食道胃接合部癌に対する開腹・経裂孔手術．臨外 73：541-546，2018
[25] 日本食道学会（編）：食道癌取扱い規約，第 11 版，金原出版，東京，2015

第2章 术前术后管理

一、术前管理

（一）基本管理

手术前一天办理入院，入院后将血液检查结果与之前在门诊的血液检查结果进行对比。如果食管胃结合部癌患者在术前无狭窄症状，则术前一天的晚餐也可进普食，无须补液，术前 3h 开始禁水。胃癌手术前一般无须行机械性肠道准备。手术当天早晨，标记手术部位，查房时再次确认。腹腔镜手术一般都要切开肚脐，术前一天需要清洁肚脐。

（二）消化道狭窄病例的管理

胃癌术后可能发生吻合口漏、胰漏等各种并发症。术前营养状态与术后并发症的发生直接相关，因此营养不良患者术前需积极地进行营养管理。特别是大多数胃癌消化道狭窄导致的经口摄食障碍的患者，更容易发生营养不良，需尽早办理入院，进行术前营养管理。在静冈癌中心，一般采取鼻饲营养法。与静脉营养相比，鼻饲营养有一定的生理功效优势，可防止肠道黏膜萎缩以及肠道菌群失调。结合各项检查对狭窄程度进行客观评价之后，在透视下将鼻饲管放到达狭窄部位远端，经肠道内给予营养（保证每日摄入热量为 1200~1600kcal）（1cal=4.1859J），并逐渐递增。如果出现腹泻，也没必要立即停止肠道营养，而是给予口服药物（如肠道益生菌，以及止泻药）。胃癌消化道狭窄导致的胃内容物潴留患者，则考虑术前留置较粗的胃管进行洗胃及胃内减压等治疗。

（三）糖尿病患者的围术期管理

糖尿病患者其细胞糖利用障碍引起蛋白以及免疫功能低下，可增加术后并发症的发生风险，因此有必要在术前进行 2 周以上的血糖控制。术前 1 个月血糖管理指标显示糖化血红蛋白在 8.0% 以上，则建议手术延期，并且建议到糖尿病相关门诊进行集中血糖控制。对于口服降糖药物治疗效果不明显的患者，则建议改用长效胰岛素或短效胰岛素，进行补充基础胰岛素以及强化胰岛素治疗。一般术前以空腹血糖控制在 4.4~7.8mmol/L（80~140mg/dL），餐后 2h 血糖控制在 8.3~11.1mmol/L（150~200mg/dL），1 日尿糖在 10g 以下，尿酮体检测阴性且无低血糖症状为目标。此外，需进行心血管检查、眼底检查及肾功能检查，观察有无糖尿病并发症。

术后血糖管理，一般在进食之前都用短效胰岛素，按照医院统一的术后血糖管理标准，血糖控制在 11.1mmol/L 之下，如果血糖持续升高则应该考虑通过持续静脉注射胰岛素来管理血糖。

（四）服用抗凝药物患者的围术期管理

患有缺血性心脏疾病、房颤、脑血管疾病的患者，大多服用抗血小板或者抗凝药物，此时需要对原疾病、口服药物的种类及剂量、是否可以停用等问题与专科医师协商管理（图 2-1）。

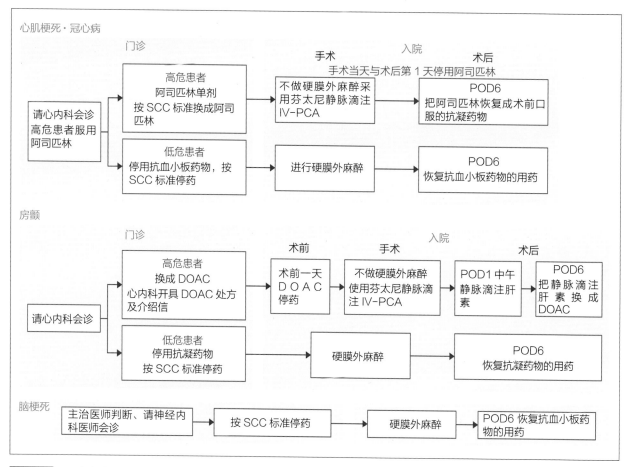

图 2-1 围术期抗凝治疗管理

DOAC：直接口服抗凝药物（Direct Oral Anticoagulants）。

　　患有缺血性心脏疾病的患者，如果术前评定为高风险级别（6个月内有冠状动脉主干支架、双支架留置病史，12个月内有药物性支架留置病史以及多个支架植入史），抗凝药物一般换成阿司匹林口服，且一直服用到手术前一天。术后如果没有出血，术后第2天即可重新口服阿司匹林，术后第6天即可换成原来的抗凝药物。低风险级别的患者按照医院内统一的执行标准，如果有需要进行硬膜外麻醉的患者则术前按规定的时间停药（表2-1），术后第6天重新口服药物。

　　房颤患者如果是高风险级别患者（$CHADS_2$评分2以上），则建议到原来的主治医师处把原来的口服抗凝药物更换为半衰期较短的口服药物（DOAC），术前一天停用即可，术后第1天中午开始持续静脉滴注肝素，术后第6天改用原来的口服抗凝药。低风险级别患者则按照硬膜外麻醉标准停用口服药，术后第6天恢复口服药物即可。

　　对于脑梗死的患者，根据情况可酌情请相关专科医师会诊。评估有无高风险因素（主干动脉高度狭窄等），按照硬膜外麻醉的停药标准进行术前停药，术后第6天重新口服。

（五）高龄患者的围术期管理

　　笔者所在科室有75岁以上的高龄患者、术前有严重并发症的患者，应根据以下风险评估进行围术期管理。

表 2-1 硬膜外麻醉时抗凝药物停用时间基准

区分	药名	商品名	停药时间
抗凝药物	Xarelto	Rivaroxaban（利伐沙班）	2 日
	Eliquis tablets	Apixaban（阿哌沙班）	3 日
	Prazaxa Capsules	Dabigatran Etexylate（达比加群酯）	4 日
	LIXIANA	Edoxaban（依度沙班）	2 日
	Warfarin（华法林）	Warfarin（华法林）	5 日
抗血小板药物	EPADEL	Ethyl icosapentanoate（二十碳五烯酸乙酯）	10 日
	EFIENT	Prasugrel hydrochloride（普拉格雷）	10 日
	TAKELDA	Aspirin, Lansoprazole（阿司匹林·兰索拉唑）	7 日
	Aspirin	Aspirin（阿司匹林）	7 日
	Panaldine	Ticlopidine（噻氯匹定）	10 日
	Plavix	Clopidogrel（氯吡格雷）	7 日
	Pletal	Cilostazole（西洛他唑）	2 日
	LOTRIGA	Ethyl icosapentanoate Doconexent	10 日
改善血流药物	OPALMON	Limaprost alfadex（利马前列素）	3 日
	KETAS	Ibudilast（异丁司特）	10 日
	COMELIAN	Dilazep dihydrochloride（二盐酸地拉嗪）	2 日
	Cerocral	Ifenprodil tartrate（酒石酸艾芬地尔）	2 日
	Persantin	Dipyridamole（双嘧达莫）	2 日

1. 呼吸系统疾病

肺功能检查提示存在通气功能障碍的高龄患者一般都存在慢性阻塞性肺疾病。这些患者日常生活中容易产生劳作性呼吸困难，因此平时一般不敢运动，进而肌力逐渐减弱。这种情况下一旦劳作，一般导致机体耗氧量增加，即便是轻微劳作，也会带来呼吸困难，逐渐恶性循环，进一步导致全身肌力降低。全身肌力降低是胃切除术后远期预后不良的因素。有必要到康复科就诊，进行呼吸训练，改善呼吸方法、提高呼吸肌力，改善日常生活活动以及加强全身肌肉锻炼，增加有氧运动等。

2. 吞咽困难

吞咽检查包括相关问诊、反复唾液吞咽测试、喝水测试等，观察有无吞咽困难倾向。如果筛查的病例在吞咽造影检查中有吞咽困难，则围术期可能会导致吸入性肺炎以及窒息的可能性增加。因此，有必要请康复科介入，进行吞咽训练，其中包括口腔护理、吞咽康复、直接吞咽训练等。

3. 谵妄

高龄患者围术期及术后谵妄的可能性增高。术后谵妄也是消化系统癌手术预后不良的因素，如果是高危患者则建议术前积极预防。比如说有饮酒史的患者，对其进行戒酒指导，对服用苯二氮䓬类安眠药以及安定的患者调整用药，停用苯二氮䓬类药物，改用雷美替胺（Ramelteon）、曲唑酮（Trazodone）、苏沃雷升（Suvorexant）等药物，介绍患者到肿瘤精神科就诊等。

二、术后管理

（一）关键路径（Critical path）(表 2-2)

笔者所在科室使用了 4 个关键路径（Critical path）：胃切除术（Enhance recovery after surgery，ERAS）的流程，胃切除术高龄患者的流程（S1/S2），胃部分切除术的流程，腹腔镜探查术的流程。主要使用的是胃切除术的流程这一路径。不管是开腹、腹腔镜、胃全切除术、幽门侧胃切除术还是贲门侧胃切除术等，都使用同一个关键路径。

1. 胃切除术（ERAS）的流程

术后转入综合重症监护室（GICU），安静卧床，静脉滴注 3 号细胞内液以补充细胞内液。按每千克 2mL/h 进行补液，至次日早晨，可根据患者年龄以及心功能适当调整输液量。

笔者所在科室对胃切除术后全部患者预防性留置引流管，观察有无术后出血、胰漏等。一般采用比较细的 19Fr 负压吸引式引流管，可防止逆行性腹腔感染。若引流液为血性且出血速度 > 100mL/h，则怀疑存在术后出血，须立即再次进行手术。

为了观察有无吻合口出血，常规留置经鼻胃管。但是考虑到长时间留置胃管可能导致呼吸系统并发症，如果引流液未见异常，则手术结束 3h 后尽早拔除。

在预防感染方面，一般在切皮前、手术开始后 3h、术后 12h 之内给予第一代头孢类抗生素，抗生素仅在手术当天使用。

术后疼痛管理一般用硬膜外麻醉，对于服用抗凝药物不能进行硬膜外麻醉的患者则采用芬太尼静脉滴注和在小开腹创面局部注射罗哌卡因。具体操作为芬太尼 1mg/20mL + 生理盐水 30mL，以 2mL/h 的速度持续静脉注射。根据年龄以及体重稍做剂量调整。如果芬太尼引起恶心等消化道症状较严重，则适当地减量或者停用，换成非甾体抗炎药（NSAIDs）或者乙酰氨基酚类镇痛药。

术中及术后一般采用间歇式下肢空气加压泵进行按摩来预防肺栓塞，对于术前超声检查诊断为下肢静脉血栓的患者则使用低分子肝素抗凝。低分子肝素从术后 24h 的夜间开始使用直至出院前一天。

术后第 1 天进行血液生化检查、X 线检查，以及测定引流管胰酶值。如果引流管胰酶值在 1000U/L 以下且引流量小于 100mL，则可以在术后第 2 天拔除引流管。如果是大于 1000U/L，则术后第 3 天再复查 1 次，仍然大于血清胰酶正常值 3 倍以上，则诊断为胰漏，要开始进行治疗。

术后第 1 天转入普通病房，查房后可以自由饮水。静脉补液以 3 号细胞内液为主，以 2000mL/d、1000mL/d、500mL/d 逐步递减，于第 3 天拔除静脉置管以及导尿管，术后第 4 天拔除硬膜外镇痛管。

术后第 2 天经口进食前行透视检查，中餐开始进流食，第 3 天进食五分稠粥，第 4 天则改为进食软饭。正餐间加餐，即一日五餐，少食多餐。

术后第 3 天、第 6 天进行血液检查，X 线检查观察有无术后并发症。

为了预防胃切除术后发生倾倒综合征，患者需配合少食多餐。因此，笔者所在科室一般在入院

表2-2 静冈癌中心胃外科关键路径的概要

	胃切除术（ERAS）的流程	胃切除术高龄患者的流程（S1）	胃切除术高龄患者的流程（S2）	胃部分切除术的流程	腹腔镜探查术的流程
办理入院（术前一天）	血液检查、X线检查 术前营养指导 普通饮食	血液检查、X线检查 术前营养指导 普通饮食		血液检查、X线检查 术前营养指导 普通饮食	
手术当天早晨	凌晨禁食 术前3h禁水	凌晨禁食 术前3h禁水		凌晨禁食 术前3h禁水	凌晨禁食 术前3h禁水
手术当天术后	血液检查 卧床休息（GICU）	血液检查 卧床休息（GICU）		血液检查 卧床休息（GICU）	血液检查 普通病房
术后第1天	血液检查、X线检查 可饮水 康复训练	血液检查、X线检查 可口含冰块 康复训练		血液检查、X线检查 可饮水 康复训练	血液检查、X线检查 进食普通饮食 拔除导尿管、静脉输液管
术后第2天	术后透视检查 拔除腹腔引流管 进流食 口服NSAIDs止痛药	拔除腹腔引流管 可饮水 口服NSAIDs止痛药		术后透视检查 拔除腹腔引流管 进流食 口服NSAIDs止痛药	出院康复指导 出院
术后第3天	血液检查 进食五分稠粥 拔除导尿管、静脉输液管 拔除硬膜外镇痛管	血液检查 透视检查 拔除导尿管、静脉输液管	如果可以进食，则开始进流食	血液检查 进食五分稠粥 拔除导尿管、静脉输液管以及膜外镇痛管	
术后第4天	进食软饭 拔除硬膜外镇痛管	拔除硬膜外镇痛管	进食五分稠粥	进食软饭	
术后第5天			进食软饭	出院康复指导 出院	
术后第6天	血液检查 出院康复指导 出院	血液检查	出院前营养指导、康复指导 出院		

前进行胃切除术后饮食相关教育，且术后第 6 天待饮食稳定之后，请营养师为患者及其家属进行指导。术后第 6 天如果饮食稳定则可以办理出院。

2. 胃切除术高龄患者的流程（S1/S2）

适用于 75 岁以上高龄患者。高龄患者一般有吞咽困难以及离床较困难，很难按照流程管理，开始进食一般采用阶梯式流程。流程 1（S1）除了饮食之外，均按一般流程管理。与胃切除术（ERAS）的流程不同的是进食部分。对于吞咽困难容易引起吸入性肺炎的患者一般进行吞咽训练。术后第 1 天则只允许含服冰块且指导患者进行离床康复。术后第 2 天如果可以坐立且没有吞咽困难则可以饮水。术后第 3 天进行透视检查。如果没有发热、可以下床站立活动、无腹胀可以进食，则按流程 2（S2）进行管理。术后第 3 天中餐开始进食，按照流食、五分稠粥、软饭的规律每天提高一个档次饮食。五分稠粥之后即一日五餐，少食多餐，其余与 EARS 的流程相同。术后没有发生并发症，且经口摄食稳定的话，出院前进行营养指导，准予出院。

对于有吞咽困难或离床较困难的患者，则不按流程进行，应进行个体化康复训练以及吞咽训练。

3. 胃部分切除术的流程

主要是用于腹腔镜下局部胃切除术或腹腔镜与内镜联合胃部分切除术。术后当天、术后次日以及术后第 3 天进行血液检查以及 X 线检查。补液以及预防感染均与胃切除术的流程相同。

术后进食后与胃切除术的流程相同，术后第 2 天开始进流食、术后第 3 天早晨开始进食五分稠粥、少量多餐，一日五餐。术后第 4 天改为软食。术后第 3 天进行透视检查观察有无胃变形以及检查胃内容物有无潴留。若进食没有问题，则在术后第 5~6 天出院。

4. 腹腔镜探查术的流程

术后第 1 天进行血液检查以及 X 片检查。术中用第一代头孢类抗生素，术后不必使用抗生素。术后直接回普通病房，6h 之后可下地行走、喝水。术后第 1 天可以进普食，检查结果无异常的话，可以在术后第 2 天出院。因为患者肿瘤未能切除，出院时需要留意经口摄食量，慎重行事。

（二）术后主要并发症的治疗

1. 术后腹腔内出血

一般发生在术后当天。若出血速度 > 100mL/h，则为动脉性出血的可能性较大，不用等待做 CT 检查或者使用止血药物止血，应该立即进行腹腔镜下或者开腹手术止血。如果出血速度在 100mL/h 以下，则安静卧床并使用止血药物，如果观察出血情况无改善，则应尽早手术止血。

2. 术后吻合口出血

一般也是发生在术后当天。应当立即进行胃镜下止血，若不能止血，则迅速转为手术止血。

3. 吻合口漏

吻合口漏一般发生在术后早期。表现为发热、炎症反应指标上升、腹痛或引流液浑浊等。但是也有一些患者仅表现为发热或炎症反应指标上升，此时也应该高度怀疑吻合口漏。对于不明原因的发热首先应当怀疑吻合口漏，建议立即行 CT 检查或者吻合口造影检查进行确诊。吻合口漏一旦诊断明确，应该首先补液以及给予抗生素静脉滴注等全身管理，且积极请放射科医师进行介入治疗，实施超声引导下或 CT 引导下的穿刺引流术。炎症反应过重、一次引流达不到充分治疗效果时，可以进行多次穿刺引流，一般均可控制感染。一般不需要外科再次进行手术，当然要加用广谱抗生素。如果引流液逐渐减少，则 1 周后进行瘘口造影更换为三孔细引流管，并逐渐退管，最后拔除引流管即可。

4. 胰漏

可在胃切除术后的早期发生。引流管胰酶升高，胰漏到腹腔内会直接腐蚀周围组织，发生继发性的吻合口漏以及腹腔内出血，CT 检查可以确诊。治疗原则与吻合口漏一样，需要补液以及应用抗生素等进行全身管理。一般也要靠超声或者 CT 引导下穿刺引流使炎症局限化。并发腹腔内出血时需要立即进行血管造影检查，观察有无假性动脉瘤或者血管外造影剂漏出，如果有则应该立即行血管栓塞术。引流充分则没必要限制饮食，且不必用生长抑素等抑制胰腺分泌。

5. 腹腔内脓肿

可在胃切除术后早期发生。吻合口漏以及胰漏均可造成腹腔内脓肿，其治疗与吻合口漏的治疗相同。

6. 切口感染

切口感染时应尽快开放切口引流并进行细菌培养。指导患者正确的淋浴方法，可以出院随访。只要引流充分，患者如可淋浴，则予以出院。一般不会因为切口感染而延迟出院。

7. 术后肠梗阻

术后第 1 天尽早下床行走，以预防术后肠梗阻。一般早期以麻痹性肠梗阻多见，如果腹部症状较严重也应怀疑是机械性肠梗阻。酌情放置胃肠减压管，待消化液减少之后拔除胃管，开始饮水。没有改善的话，尽快行 CT 检查，排除其他原因。

出院后发生肠梗阻的患者一般要进行 CT 检查。粘连性肠梗阻若无绞窄，一般可进行胃肠减压保守治疗。肠梗阻改善后拔除减压管之前进行造影检查，确定狭窄部位。1 周后如果没有改善，则需要积极准备通过手术松解粘连。

此外，对于通过 Roux-en-Y 方式重建消化道的患者，注意有无内疝。如果 CT 检查发现近端小肠扩张，小肠系膜呈同心圆旋涡状，则高度怀疑存在内疝，必须进行紧急手术解除梗阻。

8. 胃内容物排空延迟

主要发生在远端胃切除术后。进食前经 X 线检查发现残胃扩张、胃内容物潴留，透视检查或胃镜检查未发现吻合口狭窄。残胃轻度扩张的话，一般服用奥美拉唑或消化道功能改善药均可缓解症状。胃高度扩张且伴有呕吐的患者，需要经鼻留置胃管引流残胃内容物，吻合口没有狭窄的情况下没必要再次进行手术，此时需要耐心等待，有的患者需要术后数周才能恢复。

9. 吻合口狭窄

胃全切除术或贲门部胃切除术后食管、空肠吻合口狭窄的情况较多。术后数日到出院后任何时间段都可能发生，一般胃镜检查可以确诊。进行多次胃镜下球囊扩张之后可改善症状，但是如果反复狭窄则可能需再次进行手术切除，重新吻合。

参考文献

[1] Zhou J et al: Role of Prealbumin as a Powerful and Simple Index for Predicting Postoperative Complications After Gastric Cancer Surgery. Ann Surg Oncol 24: 510-517, 2017

[2] Chen ZH et al: The Effects of Pre-Operative Enteral Nutrition from Nasal Feeding Tubes on Gastric Outlet Obstruction. Nutrients 9: 373, 2017

[3] Kamarajah SK et al: Body composition assessment and sarcopenia in patients with gastric cancer: a systematic review and meta-analysis. Gastric Cancer 22: 10-22, 2019

[4] Miki Y et al: Prospective phase II study evaluating the efficacy of swallow ability screening tests and pneumonia prevention using a team approach for elderly patients with gastric cancer. Gastric Cancer 21: 353-359, 2018

[5] Honda S et al: Risk Factors for Postoperative Delirium After Gastrectomy in Gastric Cancer Patients. World J Surg 42: 3669-3675, 2018

[6] Witlox J et al: Delirium in elderly patients and the risk of postdischarge mortality, institutionalization, and dementia: a meta-analysis. JAMA 304: 443-451, 2010

[7] Mangram AJ et al: Guideline for prevention of surgical site infection, 1999. Hospital Infection Control Practices Advisory Committee. Infect Control Hosp Epidemiol 20: 250-278, 1999

第3章 手术－①开腹手术

第1节 基本事项

一、必要的器械（基本套件）

（一）钳子类

临床上主要有以下几种开腹手术使用的钳子：

- DeBakey 镊子 24cm（图 3-1-1a）：适合进行比较细微的操作，术者最常用。
- 五爪镊子 20cm（图 3-1-1b）：尖端细齿，主要用于抓持肠管。
- 钝角分离钳 19cm（图 3-1-1c）：尖端钝角 105°，主要用于进行游离操作。
- 组织剪（Metzenbaum scissors）：20cm（图 3-1-1d）。
- 迷你持针器：18cm（图 3-1-1e）。
- 食管胃断端把持钳（分为前端 85° 45mm、前端 85° 55mm 两种类型）：用于防止胃离断切除后食管断端缩入纵隔内（图 3-1-1f）。

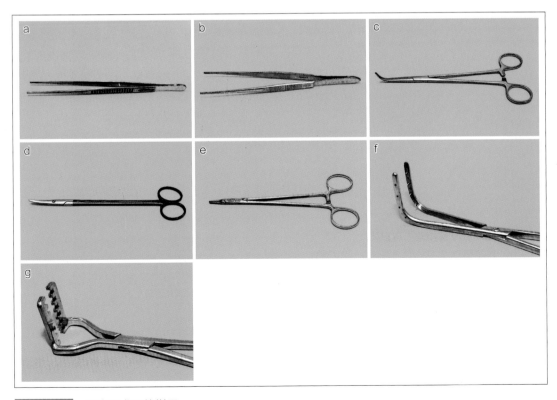

图 3-1-1 开腹手术用的钳子

- 食管胃断端抓钳 SG205（SONNE）：尖端 120° 50mm，适用于纵隔内的操作。
- 断端钳子 24cm 尖端 50mm 50.31.72（Medix）：用于胃侧的食管牵拉。
- 金属荷包缝合器 EH50（Ethicon）：尖端比较短，适合在狭窄的纵隔内进行操作，用于纵隔内消化道重建。缝线一般为 2-0 /51mm 的非可吸收性聚丙烯缝线（Surgipro™）或者 90cm 的美敦力（Medtronic）（图 3-1-1g）。

（二）电刀装置

- Valleylab™ FT10 美敦力（Medtronic）：该型电刀反应性好，且功率稳定。
- 切开 Purecut 30W。
- 凝固 Fulgrate Coag 30W。

（三）能量装置（超声刀凝固切开装置：USAD）

- Thunderbeat（Olympus，奥林巴斯迅德）：有强大的止血能力。
  设定：凝固及切开 Level 2，凝固 Level 1。
- Harmonic HD 1000i（强生 HARHD20）：一般主要在开腹手术时使用。刀柄较短，止血功能很好。

（四）自动缝合器（切割闭合器）

1. 自动缝合器（切割闭合器）

- Powered ECHELON FLEX® 60mm（Ethicon）强生电动切割闭合器。
  GST 切割闭合器：胃十二指肠用蓝色钉仓，小肠用白色钉仓。
- Signia™ 切割闭合器（Medtronic，美敦力）。
  ENDO GIA™ 切割闭合器 60mm：胃十二指肠用紫色钉仓，小肠用驼色钉仓。
- Proxymate® 直线切割闭合器 TLC75（带蓝色钉仓）（Ethicon）：幽门侧胃切除术、B-I 重建时、离断胃时用该型。

2. 自动闭合器（环状切割闭合器）

- Proxymate® ILS CDH25A，29A（Ethicon）：多用于食管胃空肠吻合，B-I 重建时胃十二指肠吻合。
  ＊食管空肠吻合时，选用 CDH21A 很容易导致吻合口狭窄。如果食管较细，建议用肠钳扩张后尽量选用 25mmCDH 进行吻合。实在不行，可以用直线切割闭合器进行 Overlap 吻合。
- DST Series™ EEA™ 25mm，28mm 环状切割闭合器（Medtronic，美敦力）。

（五）其他

- 切缘保护器 Alexis®、切口撑开保护器（XL 型号）（Applied Medical）。
- 切口牵开固定器 TKZ-F10328：-B 支柱，-D ③小拉钩。
- Octopus retractor standard OCT-03N（YUFU 公司）：固定于手术台右侧。
- Octopus retractor Jumbo OCT-03N（YUFU 公司）：腹主动脉周围以及下纵隔廓清时使用，固定于患者左侧。
- Octopus retractor standard Kelly：40mm × 150mm KGS-03（YUFU 公司）。

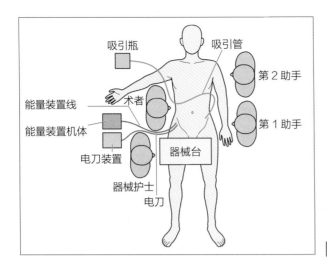

图 3-1-2　开腹手术的配置

- 19Fr J-Vac Drain™ round（Ethicon）：根据术式以及引流管路径，尖端开裂部分剪去 3 ~ 10cm，以调整最佳位置。

二、设定

（一）麻醉

进行全身麻醉加硬膜外麻醉。如果术前口服抗血小板药、抗凝药，则不做硬膜外麻醉，改用芬太尼持续静脉滴注来控制疼痛。

（二）体位

左上肢内收，右上肢展开，仰卧位。第 2 助手站在第 1 助手头侧辅助牵拉胃以及显露纵隔视野（图 3-1-2）。

（三）撑开器

在患者双侧肩膀位置放置牵引撑开器支柱，开腹后用切口撑开保护器暴露，牵引器平爪紧扣双侧肋骨，向头外侧牵开。Octopus retractor（八爪牵开器）辅助抬起肝脏，显露出胃周术野。

三、基本手术技巧

术者左手适当牵引使组织保持一定张力。第 2 助手辅助向头侧牵拉胃，辅以压肠板展开术野。在此基础之上，向尾部方向牵拉横结肠、胰腺。廓清组织的抓提以及微细术野展开由第 1 助手辅助进行。术野暴露之后保持恒定，一般均用电刀进行游离或切开。如组织保持适当的张力，则电刀尖端稍微接触即可切断组织。术者左手主要用于胃大弯侧、贲门周围的大网膜以及胃的牵引，还有抓持胃小弯侧需要廓清的组织。对胰腺上缘进行廓清时，沿着要廓清的血管神经外侧的疏松层进行游离，用钳子钝性分离之后用能量装置切断，反复推进。建议使用超声刀等凝固装置进行游离，防止损伤脉管以及术后淋巴漏。特别是进行肝十二指肠韧带以及腹主动脉周围淋巴结廓清时，要意识到脉管周围与游离层的连续性。如果可以用右手分离，左手用超声刀进行凝固切开操作，那么手术进展更快速。术中出血时，如果没有明确出血点，先暂时压迫止血，待出血减少时再进行点状止血。特别是大静脉以及脾脏周围的止血操作很可能引发更多出血，建议适当应用止血棉或止血粉剂等进行轻压止血。

第 2 节　开腹远端胃切除术 ▶️动画①

一、适应证

远端胃切除术是胃中远段（ML）区域的定型手术。对于胃上段（U）早期癌也尽量避免行胃全切除术，尽量保留一小部分胃的远端再行胃切除术。距离幽门 5cm 以上的胃体中部早期胃癌患者如果不是高龄患者，不存在食管裂孔疝，则可以行保留幽门的胃切除术。腹腔镜手术则适用于除 cT4a 之外的所有 cStage I 或者 cStage II 的原发性胃癌（《胃癌取扱い規約第 14 版》）。

cT1N0 病例进行 D1+ 淋巴结廓清，其余病例原则上进行 D2 廓清。进展期远端胃癌应追加 14V 组淋巴结廓清，十二指肠浸润的进展期胃癌应该追加廓清肝十二指肠韧带区域的淋巴结（12b 组、12p 组）、13 组淋巴结以及切除胆囊。T3 以上的进展期胃癌需切除大网膜以及胃结肠系膜的前叶。但是 JCOG1001 试验否定了全网膜囊切除的优势，目前一般不进行全网膜囊切除。进展期胃癌浸润到周边脏器时，合并脏器切除能够达到 R0 根治的则建议不要进行姑息性切除。早期胃癌一般保留迷走神经肝支以及迷走神经腹腔支，但是进展期癌一般切除该神经。如果有胆囊结石，则应该在廓清肝十二指肠韧带内淋巴结的同时切除胆囊。

二、远端胃切除术及淋巴结廓清

本节介绍的是进展期胃癌的开腹远端胃切除术。

（一）开腹

从剑突至脐上部的正中切口进入腹腔，放入切缘保护器 Alexis®（XL）保护切口。用器械拉钩向头侧牵引两侧肋骨弓（图 3-2-1）。探查腹腔，首先，探查胃癌侵犯深度，有无腹膜转移或肝转移等远处转移，有无粘连；其次，对 Douglas 窝以及左侧膈肌下进行腹腔冲洗液细胞学检查，术中迅速进行病理检查。在脾脏外侧放进去两张有尾带的大纱布垫，使脾脏移向尾侧腹侧。脾脏周围如果有粘连，要先松解粘连，防止脾被膜撕裂出血。

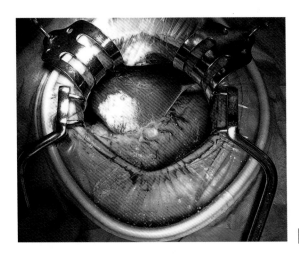

图 3-2-1　开腹

（二）切除大网膜

　　完整切除右侧胃大网膜需要进行 Kocher 游离。把十二指肠和胰头部从后腹膜游离开来，暴露下腔静脉以及腹主动脉。触诊观察有无腹主动脉周围淋巴结肿大等（图 3-2-2）。从右侧开始游离大网膜到十二指肠右缘，在胰前筋膜前进行游离，显露出胰十二指肠上前静脉（图 3-2-3）。十二指肠前面有大网膜与十二指肠系膜融合形成的筋膜。沿着切除的十二指肠系膜的层面进行游离。继续向左侧游离则可到达胃结肠系膜的前后叶之间，即网膜囊的右侧（图 3-2-4）。在胰腺下缘离断横向走行的胰动脉分出的后大网膜动脉。接着向脾脏下极游离附着在横结肠上的大网膜。把结肠脾曲从后腹膜稍游离开来，切除左侧的所有大网膜。交通血管与网膜后动脉需要用超声刀凝闭切断，其余的均可用电刀进行游离操作。

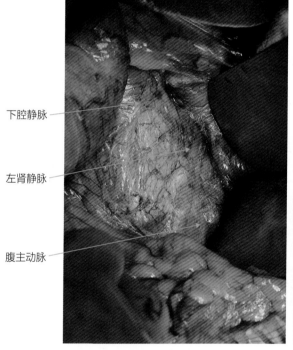

下腔静脉

左肾静脉

腹主动脉

图 3-2-2　Kocher 游离

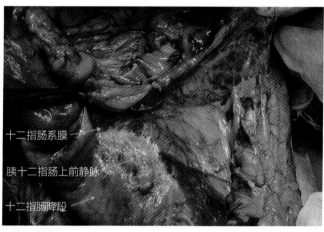

十二指肠系膜

胰十二指肠上前静脉

十二指肠降段

图 3-2-3　游离大网膜右缘

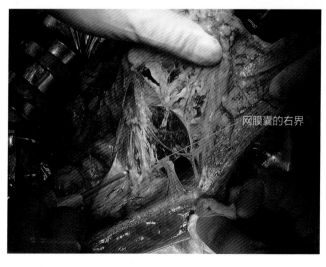

网膜囊的右界

图 3-2-4　网膜囊的右界

（三）4sb 组淋巴结的廓清

　　向腹侧提起胃，在脾下极周围确认向上分出的胃网膜左静脉起始部。从腹侧切开胃短动脉与胃网膜左动脉间的无血管区，确认胃网膜左动静脉的血管蒂（图 3-2-5）。左手抓住血管蒂，分离血管周围的脂肪组织，显露出胃网膜左动静脉的根部，结扎并离断。设定好胃大弯侧的胃切除线，切离周围需要廓清的组织。

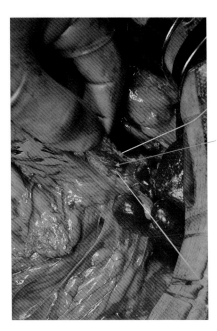

胃网膜左动静脉

图 3-2-5　4sb 组淋巴结的廓清

（四）6 组淋巴结的廓清

　　回到右侧进行操作。分离胃结肠系膜融合筋膜到胰腺下缘，确定胃网膜右静脉。如果廓清 14v 组淋巴结，则沿着结肠中静脉一直分离到肠系膜上静脉，把胰腺下缘的组织一并廓清。向上提起胃，切开胰上缘的浆膜，显露出肝总动脉周围的神经组织，此部位最容易到达神经外侧层，一直游离到肝固有动脉起始段。继续沿胃十二指肠动脉向末梢游离，确认胃网膜右动脉和胰十二指肠上前动脉。显露出胃网膜右动脉的神经前层，游离胃网膜右动静脉之间的间隙，在胰十二指肠上前静脉分支腹侧的高度离断胃网膜右静脉（图 3-2-6）。接下来离断背侧的幽门下静脉。

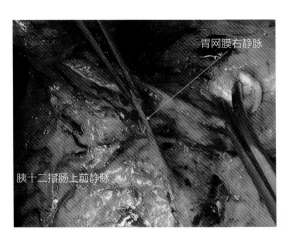

胃网膜右静脉

胰十二指肠上前静脉

图 3-2-6　胃网膜右静脉的离断

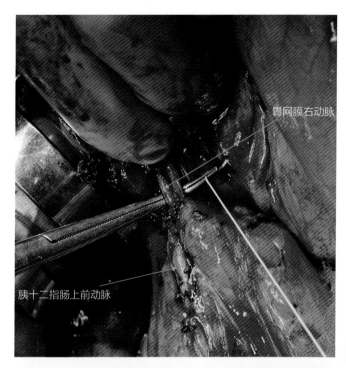

图 3-2-7 离断胃网膜右动脉

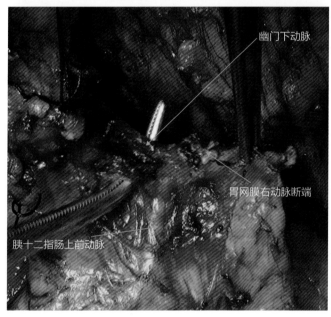

图 3-2-8 离断幽门下动脉

　　沿着胰十二指肠上前动脉与胃十二指肠动脉的前面神经层进行游离，显露出胃网膜右动脉根部，并离断该动脉（图 3-2-7）。接着游离十二指肠系膜，离断幽门下动脉（图 3-2-8）。完全游离十二指肠与幽门环胃大弯侧的组织，以备离断十二指肠。

（五）切除小网膜

　　调整肝脏器械拉钩。廓清胃小弯侧时需要保护好肝总动脉、肝固有动脉以及胃十二指肠动脉。首先在肝总动脉以及胃十二指肠动脉的分支部腹侧放置 1 块纱布，向尾侧牵引胃，切开十二指肠上动静脉与胃右动静脉间的无血管区，确认背侧的胃十二指肠动脉。继续向头侧游离肝十二指肠韧带至肝左动脉。切开小网膜到食管右侧。此时需要注意小网膜内有无副肝动脉走行。

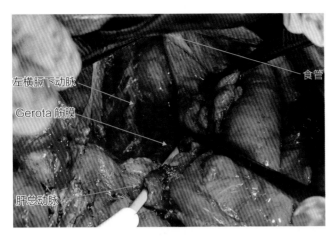

左横膈下动脉

Gerota 筋膜

肝总动脉

食管

图 3-2-9　Gerota 筋膜与胰后筋膜

术前进行增强 CT 检查发现有胃左动脉分出的肝动脉血管支的话，需要保护好肝支，只离断胃的血管支。显露出右侧膈肌脚，从食管背侧向胃背侧游离，切开 Gerota 筋膜腹侧层的 Toldt 愈合筋膜，确保充分游离出胰后筋膜背侧层（图 3-2-9）。

（六）离断十二指肠

离断 1~2 支十二指肠上动静脉。此时需要注意十二指肠上动静脉前叶支与后叶支。调整胃管长度，防止切割闭合器一同夹闭胃管，确认十二指肠球部环周游离充分之后，用自动切割闭合器离断十二指肠。

（七）5 组淋巴结及 12a 组淋巴结的廓清

从右侧胰上缘切开浆膜到胃胰皱襞。5 组淋巴结廓清的最初步骤是显露出肝总动脉的神经前层，并沿着该层向头侧游离，显露出肝固有动脉与肝总动脉的全貌。向腹侧提起胃壁，显露出胃右动脉，确认肝总动脉安全后，在根部结扎胃右动脉并离断（图 3-2-10）。用分离钳分离肝固有动脉左侧，一直显露到背侧的门静脉（图 3-2-11）。这是 12a 组淋巴结廓清背侧界面。在这个层面确保肝神经后干的安全，一直分离到肝总动脉背侧，与胰腺上缘廓清的 8a 组淋巴结廓清层面连在一起，进行整块切除。

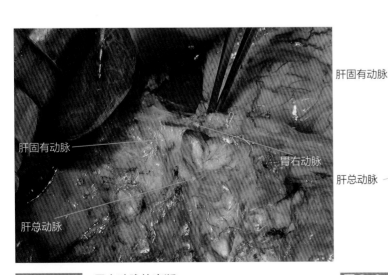

肝固有动脉

胃右动脉

肝总动脉

图 3-2-10　胃右动脉的离断

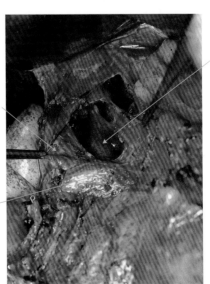

门静脉

肝固有动脉

肝总动脉

图 3-2-11　显露门静脉

【肝十二指肠韧带廓清】

　　上述 5 组、12a 组淋巴结廓清后，进行肝十二指肠韧带廓清。与之前操作稍不同的是，此次沿肝十二指肠韧带的浆膜切开到胆管右侧，并且离断十二指肠上动静脉。首先，用纱布包绕十二指肠降段后用两把 Babcock 钳子将其向腹侧抓提。廓清胰头部右侧背侧的 13 组淋巴结（图 3-2-12）。此时需要注意淋巴结一般存在于胰后筋膜内侧，紧贴着血管层游离是关键所在。向头侧游离时尽量注意别损伤胰十二指肠上后静脉。廓清方向从胆管腹侧向右侧直到门静脉右侧，将 13 组以及 12b 组 /12p 组淋巴结周围组织整体切除。接下来沿着肝床游离胆囊，将胆总管用细带子牵开，结扎胆囊管，切除胆囊。胆总管周围全周廓清，但是需要注意保留一层毛细血管，以防止术后缺血。其次，牵开肝固有动脉，廓清肝固有动脉周围组织，此时需要注意确认肝左动脉和肝右动脉，防止发生损伤。最后，牵开门静脉，显露出其右侧，进行门静脉周围的 12p 组淋巴结廓清（图 3-2-13）。从胰头部开始廓清组织，一并把 13 组、12b 组 /12p 组淋巴结从背侧向左侧全部廓清完。向尾侧牵引肝总动脉，把整块游离的淋巴脂肪组织向左侧牵引，从门静脉周围离断，与之前的 12a 组淋巴结廓清区域相连，达到肝十二指肠系膜的整体廓清。

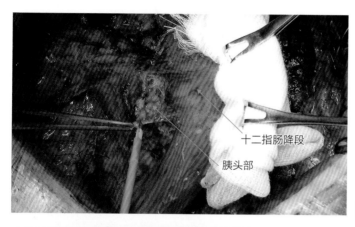

图 3-2-12 13 组淋巴结的廓清

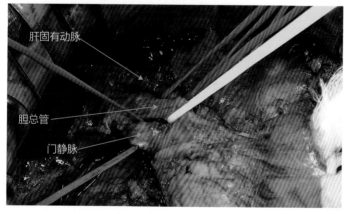

图 3-2-13 廓清结束后的肝十二指肠韧带

（八）胰上缘的廓清

　　游离胰腺与胃之间的生理融合部，切开胰腺上缘的浆膜延长至脾动脉中间位置。随着廓清 8a 组淋巴结的推进，逐渐显露出肝总动脉以及脾动脉近段。8a 组淋巴结的组织里有静脉流入，一般用超声刀（USAD）进行游离，凝固止血。根据术前增强 CT 掌握的肝总动脉以及脾动脉走行位置，确定胃左静脉后将其切断（图 3-2-14）。从肝总动脉的游离层继续游离，确定胃左动脉以及脾动

脉之后，在胃左动脉左侧可游离出疏松层面，与之前的食管背侧游离层相连（图 3-2-15）。接下来，从胃左动脉的右侧继续游离到腹腔动脉的右侧，但需要注意保护好腹腔神经节。8a 组淋巴结与 9 组淋巴结廓清组织底部以胰头部后方神经丛为解剖标志。与之前的 12a 组淋巴结组织一并用超声刀切除。注意不要损伤背侧较大的淋巴管。离断胃左动脉周围的神经后，在动脉根部贯穿缝扎，之后再次结扎，并离断胃左动脉。

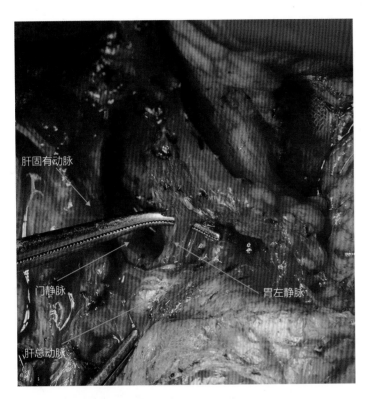

肝固有动脉

门静脉

胃左静脉

肝总动脉

图 3-2-14　胃左静脉的离断

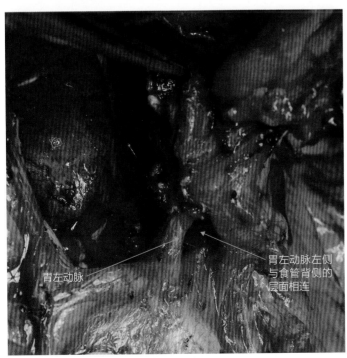

胃左动脉

胃左动脉左侧
与食管背侧的
层面相连

图 3-2-15　胃左动脉左侧与食管背侧
游离层相连

（九）11p 组淋巴结的廓清

从 Gerota 筋膜腹侧向左游离，进入到胰后筋膜，游离显露出背侧的 11p 组淋巴结组织（图 3-2-16）。尽可能地确认脾静脉的位置以免误伤该血管（图 3-2-17）。回到腹侧，加大力度把胃向腹侧牵引，将 11p 组淋巴结组织与胃当作一体，展开术野。游离脾动脉至中间位置。持续用超声刀游离 11p 组淋巴结的筋膜组织，直到从腹侧也能够看清脾静脉为止。如果胃后动脉靠近脾动脉尾侧可以考虑将其保留下来。

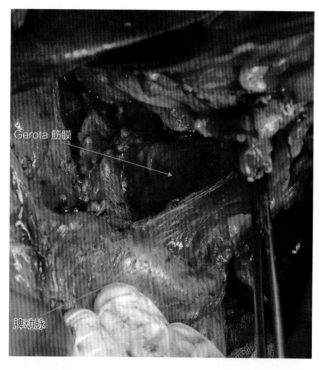

图 3-2-16 暴露 11p 组淋巴结组织的背侧

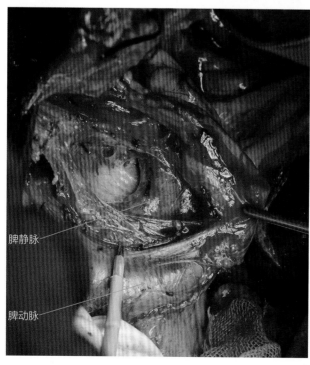

图 3-2-17 暴露脾动脉、脾静脉

（十）廓清胃小弯侧

胰腺上缘廓清结束后，从胃后的视野下进行 1 组淋巴结和 3 组淋巴结的廓清（图 3-2-18）。预设胃小弯侧切除线，从该处向食管方向用超声刀紧贴胃壁进行廓清。1 组淋巴结廓清结束后，换成从胃前壁开始游离，使 1 组淋巴结和 3 组淋巴结组织完全从胃壁游离开来，廓清结束，为离断胃做准备（图 3-2-19）。

（十一）离断胃

标记肿瘤近端 5cm 的胃切除线，用 2 枚 60mm 切割闭合钉离断胃，移除标本（图 3-2-20）。如果肉眼看到断端距离不足，则立即进行术中冰冻病理，以确保切缘阴性。Roux-en-Y 重建时，除了靠近胃大弯 1cm 处，其余的切割闭合钉全部进行浆肌层包埋。

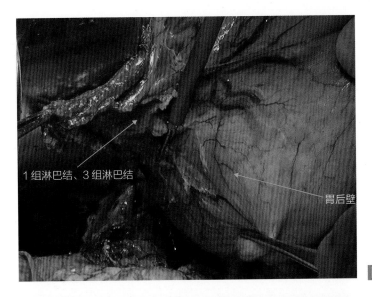

1 组淋巴结、3 组淋巴结

胃后壁

图 3-2-18　胃小弯侧的廓清

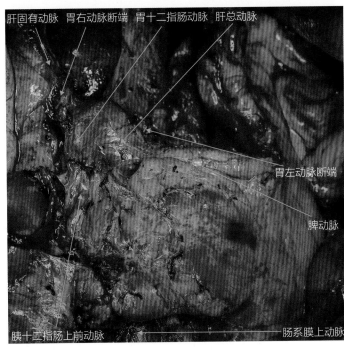

肝固有动脉　胃右动脉断端　胃十二指肠动脉　肝总动脉

胃左动脉断端

脾动脉

胰十二指肠上前动脉　　　　　　　肠系膜上动脉

图 3-2-19　D2 廓清结束后

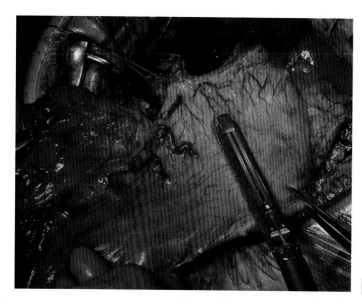

图 3-2-20 离断胃

三、重建（B-I 重建、Roux-en-Y 重建）

残胃足够大且没有食管裂孔疝的话，一般采用 B-I 重建，除此之外均选择 Roux-en-Y 重建。Roux-en-Y 重建时残胃过大，则容易导致餐后食物潴留，因此建议仅保留 1/4 ~ 1/3 的胃。

（一）B-I 重建

术中防止癌细胞扩散和消化液污染，廓清时先用切割闭合器离断十二指肠球部。胃切除结束后，用金属荷包钳进行缝合后，切除十二指肠侧切割闭合钉，植入 28 ~ 29mm 的环形吻合器底砧。在预定的胃切除线胃大弯侧用 2 把小儿肠钳夹闭，其间用电刀切开，放入吻合杆即可，剩余的胃壁用切割闭合器离断。去除肠钳，从胃大弯侧的开口部向口侧放入环形切割闭合器器身，经胃后壁与十二指肠球部进行吻合。从管腔内观察有无吻合口出血，最后用切割闭合器关闭胃大弯侧的切口。

（二）Roux-en-Y 重建

用切割闭合器离断 Treitz 韧带尾侧 20cm 处的空肠，边缘动脉以及直肠血管尽量保留下来。对离断的空肠两端残端进行包埋。切开横结肠系膜，从横结肠后方上提远侧空肠。如果有其他脏器浸润或术中细胞学检查阳性的患者，则应采用结肠前路径。残胃大弯侧切开一小孔，用切割闭合器把空肠与胃进行侧侧吻合，尽量不要损伤胃短血管，以靠近后壁吻合为宜。切割闭合器入口用 Gambee 法缝合闭锁。侧侧吻合的尖端部分也加强缝合 1 针。

在胃空肠吻合口尾侧 35cm 处做 Y 脚吻合。在肠系膜对侧切开小孔，对切割闭合器进行侧侧吻合。以同样方法闭合共同开口，侧侧吻合尖端部分也加强缝合 1 针。Y 脚的肠系膜间隙用非可吸收线连续缝合闭锁。残胃向尾侧牵拉伸直，与横结肠系膜固定缝合 4 针。Petersen 裂孔用非可吸收线进行连续缝合闭锁。十二指肠断端用荷包缝合法进行包埋。

（三）放置引流管，关腹

用 3000mL 生理盐水清洗腹腔，重置胃管，确认止血后，从右上腹放入 1 根 19Fr J-VAC 引流管于胰腺上缘的胃空肠吻合口背侧。在正中切口下缘放置防粘连生物材料，间断缝合腹直肌鞘膜后关腹。用生理盐水清洗皮下，缝合皮肤，手术结束。

▌四、技术要点

- 术前通过 CT 检查观察有无血管走行变异。
- 确切地廓清 6 组淋巴结，需要 Kocher 游离之后沿着十二指肠系膜层切除大网膜右侧。
- 6 组淋巴结和 5 组淋巴结廓清时防止损伤动脉，需要明确廓清界线，先切除动脉之后显露出周围血管，这样较为安全。
- 显露出动脉的神经外侧层，用游离钳仔细游离，确保层面正确。
- 游离后用超声刀凝固切除组织，防止发生淋巴漏。
- 11p 组淋巴结廓清时离断胃左动脉后，从背侧进入 Gerota 筋膜前面的游离层，使 11p 组淋巴结背侧游离充分之后，再从腹侧沿着脾动脉廓清该组淋巴结。
- 重建方法根据残胃大小以及肿瘤进展度、有无食管裂孔疝等进行综合判断。

▌五、陷阱

- 脾脏周围的粘连容易导致术中脾被膜出血，开腹之后立即分解粘连，预防脾脏撕裂出血。
- 肥胖以及术前进行化疗的患者术中很难判断神经外层时，可从游离肝总动脉周围开始游离。
- 肝十二指肠韧带以及肝总动脉背侧的淋巴管极其丰富，这是发生术后淋巴漏的原因，因此有必要结扎较粗的淋巴结末端，关腹前也要检查有无淋巴漏。

参考文献

[1] 寺島雅典：達人が勧める再建法—胃癌—開腹幽門側胃切除. 臨床外科 67：1416-1419，2012
[2] Kurokawa Y et al：Bursectomy versus omentectomy alone for resectable gastric cancer（JCOG1001）：a phase 3, open-label, randomised controlled trial. Lancet Gastroenterol Hepatol 3：460-468, 2018
[3] 西脇紀之，寺島雅典：Gastric Surgery 網嚢切除に必要な解剖の知識と手技. 手術 71：405-410，2017

第3节　开腹胃全切除术　　　▶ 动画②

▍一、适应证

依据胃部肿瘤的位置以及淋巴结转移的情况而定。胃上段（U）早期癌或者肿瘤口侧在胃上段，且口侧断端距离不能保证在 2cm 以上的患者适合进行胃全切除术。肿瘤肛门侧可以保证 2cm 以上切缘，但是残胃小于 1/2，不能进行贲门侧胃切除术的患者也适合做胃全切除术。胃全切除术后的并发症较多，对于贲门侧淋巴结转移可能性低的患者尽量在切除胃小弯之后，保留口侧胃。但是一般这种癌都在腹腔镜或胃镜下进行切除，除了极少部分的特殊胃癌之外，很少有开腹胃全切除术的适应病例。另外，进展期胃癌的标准手术一般以开腹手术为主，不能确保肿瘤口侧局限型 3cm 或者浸润癌 5cm 的病例，或者贲门侧淋巴结转移的病例均为胃全切除术的适应证。

▍二、胃全切除术及淋巴结廓清

（一）皮肤切开、开腹

选择腹部正中切口切开皮肤，自剑突至脐上部，对于比较肥胖的患者或者术野暴露困难的患者则延长切口至脐下。

开腹后放入切口保护套保护切口，用器械拉钩尽量向头侧牵引两侧肋弓而不是向上方牵开，因为过度向上方垂直牵开只会造成术野变深（图 3-3-1）。

开腹后探查有无腹膜转移，进行腹腔冲洗液细胞学检查。通常在 Douglas 窝以及左膈肌下用 50mL 生理盐水进行腹腔冲洗，之后对冲洗液进行细胞学检查。进展期胃癌需要迅速判断根治程度，因此有必要快速明确诊断。接下来确认原发灶、肿瘤部位、浸润深度、淋巴结肿大与否、有无肝转移等。脾脏周围的粘连是造成大出血的原因，开腹之后立即松解脾下极以及脾门部的粘连。

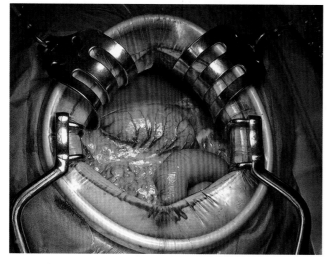

图 3-3-1　腹部切口的固定

（二）切除大网膜、离断胃网膜左动静脉、离断胃短动静脉

进行 Kocher 游离，探查有无腹主动脉周围淋巴结肿大等。从右侧在胃结肠系膜前后叶之间的融合筋膜处游离（图 3-3-2）。从右侧开始游离大网膜到十二指肠右缘，因为在 JCOG1001 试验中已否定了网膜切除的意义，因此只做一般的大网膜切除。但是对浸润到胃结肠系膜前叶的病例一般还是要求联合网膜囊一并切除（手术视频提供的是网膜囊切除病例）。

开放网膜囊腔，在横结肠大网膜附着处切除大网膜，大网膜后动脉仅靠电刀是很难止血的，一般建议用超声刀凝闭离断。

横结肠脾曲的大网膜包绕层次变得复杂，保证在正确的游离层面依次游离脾曲。

保留脾脏时，沿着胰腺尾部下缘分离，注意不要损伤胰腺，逐步游离到脾下极。确认胰腺尾侧向大网膜分出的胃网膜左动静脉之后，结扎该血管（图 3-3-3）。偶尔会有比较粗的大网膜分支，需要注意鉴别。离断后仔细松解粘连。接下来确认脾胃韧带，用左手食指、中指夹住该韧带，手背从后侧向腹侧推举胃体部，这样有利于观察胃短动脉的走行。从背侧容易找到胃短动脉根部，在其根部用超声刀将其凝闭离断或结扎后离断（图 3-3-4）。游离到一半时，可以去除脾窝内的大纱布，这样更加容易游离脾胃韧带。在脾脏上极与胃底之间的距离会逐渐变短，且向后侧背侧折返分支，因此离断时应该以靠近胃一侧为宜。

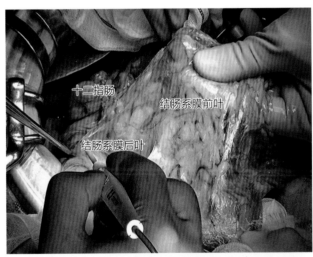

图 3-3-2　游离胃结肠韧带

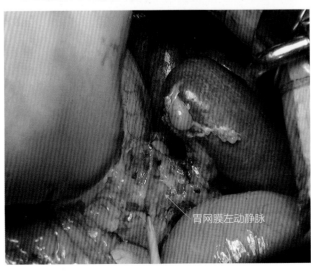

图 3-3-3　4sb 组淋巴结的廓清

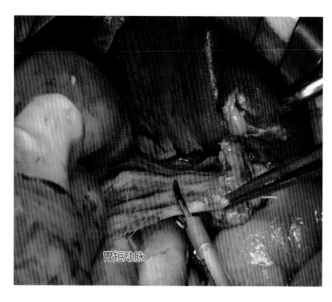

图 3-3-4　胃短动脉的离断

联合切除脾脏时，把胰尾侧的胰后筋膜外侧从后腹膜游离出来。向头侧游离到胰上缘，接着向左侧游离，切开脾外侧的后腹膜（脾肾皱襞），将胰尾部以及脾完全游离出来。此时，有可能存在头侧肾上腺与胰后腹筋膜粘连较紧密的病例，游离过程中可能造成肾上腺损伤，因此，胰后筋膜外侧的游离至关重要。

（三）离断食管

离断胃短动脉后，切断胃膈韧带，沿胃底部向腹侧游离，此时可见左膈下动脉，其分支向食管裂孔附近走行，游离时注意保护该血管，在血管背侧游离，使食管贲门分支保留下来（有的病例该分支可能阙如）。离断该血管之后，可见食管裂孔（图 3-3-5）。此时，如果仔细观察，可见食管横膈韧带折返所生成的白色结缔组织（图 3-3-6）。离断该组织则可以进入食管与横膈食管包膜的游离层，沿着食管腹侧以及背侧游离。接着离断小网膜，在右侧膈肌脚的前面切开后腹膜，到达右侧食管裂孔处，此时已经完成了食管横膈包膜的全周游离，在食管预定切除线的近端离断迷走神经前干（图 3-3-7）以及后干。尽量不要损伤食管外膜，仔细剔除食管周围的脂肪组织。用荷包钳离断食管，口侧断端进行术中快速病理检查。

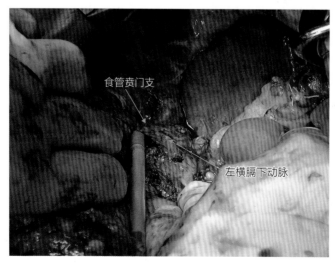

图 3-3-5　离断食管贲门支

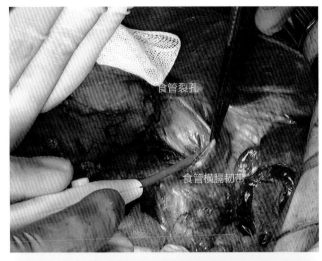

食管裂孔

食管横膈韧带

图 3-3-6　游离食管

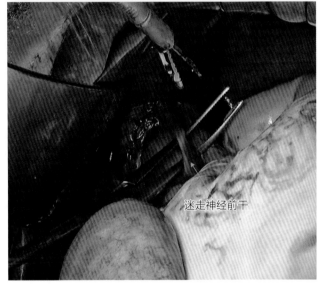

迷走神经前干

图 3-3-7　离断迷走神经前干

（四）廓清幽门上下淋巴结

回到右侧进行操作。向胰头方向游离胃结肠韧带，确认胃网膜右静脉、胃结肠静脉干、胰十二指肠上前静脉分支处，在胃网膜右静脉根部进行离断（图 3-3-8）。如果肿瘤位于下段（L），且怀疑有 6 组淋巴结转移，则一并廓清 14V 组淋巴结。

接下来游离胰头被膜，确认胃十二指肠动脉，沿着该动脉游离到尾侧可以确认胃网膜右动脉，在其根部进行结扎（图 3-3-9），结扎幽门下动脉并离断，继续离断十二指肠下动静脉。

回到幽门上进行操作，按照肝十二指肠韧带前面被膜的廓清范围切开，显露出十二指肠上动静脉。继续向头侧游离，显露出肝固有动脉、肝左动脉，与小网膜切离线连接。然后，用超声刀依次离断数支十二指肠上动静脉血管（图 3-3-10）。用切割闭合器离断十二指肠（图 3-3-11）之后，切断十二指肠上动脉。显露出胃十二指肠动脉、肝总动脉、肝固有动脉分支等，一直游离到肝固有动脉以及肝左动脉为止。这样就容易显露出胃右动静脉，在根部对其进行结扎并离断（图 3-3-12）。

接着，从肝固有动脉向肝左动脉神经外侧层游离，此操作向深部背侧游离，则可见门静脉。此为 12a 组淋巴结的背侧边界。

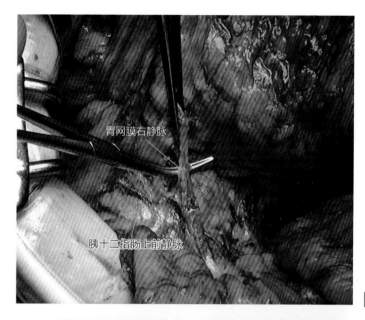

图 3-3-8　胃网膜右静脉的离断

胃网膜右静脉

胰十二指肠上前静脉

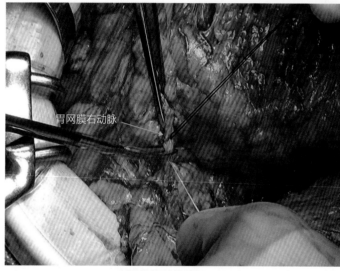

图 3-3-9　胃网膜右动脉的离断

胃网膜右动脉

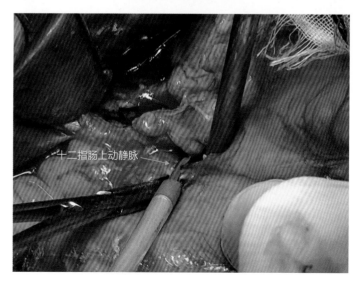

图 3-3-10　十二指肠上动静脉的离断

十二指肠上动静脉

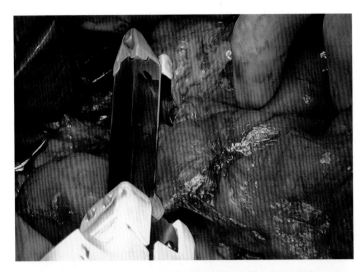

图 3-3-11　十二指肠的离断

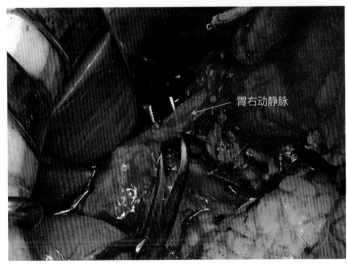

胃右动静脉

图 3-3-12　胃右动静脉的离断

接着沿门静脉向后腹膜游离，从右侧腹腔神经丛向膈肌脚游离，确认十二指肠肛门侧断端没有问题之后采用荷包缝合钳进行闭锁。

（五）胰腺上缘的廓清

回到胰腺上缘进行游离，从右侧向左侧廓清胰腺上缘的胰被膜组织（图 3-3-13）。沿着动脉周围的神经外层间隙切除淋巴结及其周围组织。确认胃左静脉之后尽量在根部进行结扎离断。

接下来进行 8a 组淋巴结的廓清操作。在脾动脉根部进行游离，向头侧推进，到达腹腔神经丛左前面，此时腹腔神经节左右都显露出来，可见神经节包绕着的胃左动脉，游离神经后，在胃左动脉根部结扎离断。

廓清 11 组淋巴结时，即便联合切除脾脏，也要保留胰尾侧的脾动静脉。刚开始从胰腺前面把胰上缘组织向胰腺左侧游离。此时，如果有脾动脉向胰腺分出的分支动脉，则一定要保留。在脾脏下极处，向头侧游离胰脾韧带，该韧带内有许多细小血管，需要仔细止血。在脾门部注意保护胰尾动脉，在此动脉尾侧离断脾动脉以及脾静脉（一般有 2 ~ 3 支分支）。此时，将胰体尾部以及脾脏翻转，从胰背侧面将动静脉间的淋巴结向腹腔动脉干方向逐渐廓清，直到结束。

如果要保留脾脏，则与远端胃切除术一样，切断胃左动脉之后离断胰后筋膜。

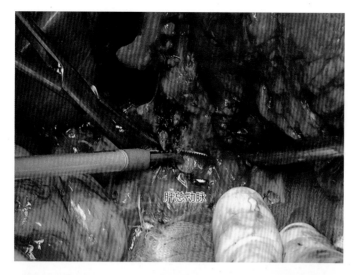

图 3-3-13　8a 组淋巴结的廓清

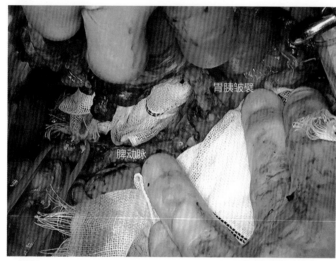

图 3-3-14　胃胰皱襞的牵引

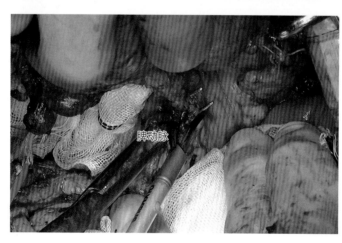

图 3-3-15　脾动脉前面的游离

　　向腹侧牵引胃后壁，使胃胰皱襞垂直（图 3-3-14）。从胰前面显露出脾动脉，逐渐从中央向末梢切开胰腺被膜（图 3-3-15）。途中遇胃后动脉需要结扎离断（图 3-3-16），通常静脉与动脉是伴行的，要注意勿损伤静脉，确认背侧的脾静脉并进行廓清（图 3-3-17）。末梢侧可见脾动脉的上下走行分支，该部位为 11d 组淋巴结远侧分界线（图 3-3-18）。如果脾上极过早分出分支，则尽量保留该动脉。如果不能保证彻底廓清淋巴结，也可以离断该动脉。

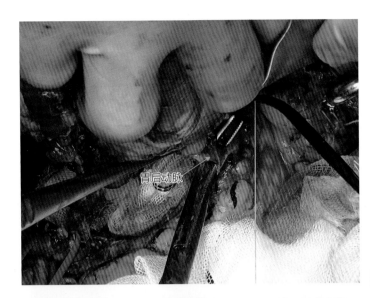

图 3-3-16　离断胃后动脉

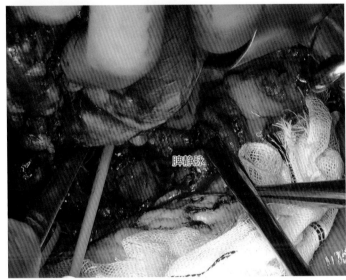

图 3-3-17　11d 组淋巴结的廓清

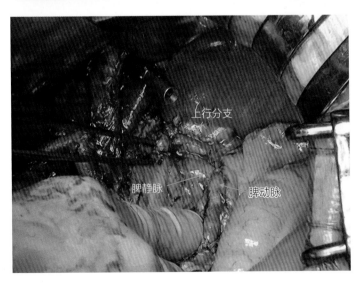

图 3-3-18　11d 组淋巴结廓清后

三、Roux-en-Y 重建，放置引流管

原则上是进行 Roux-en-Y 重建。切断食管时通过荷包缝合钳固定之后用 2-0 非可吸收线进行荷包缝合。离断食管后置入环形吻合器底砧，缝缩荷包（图 3-3-19），此时务必要扎紧吻合底砧中心杆。在 Treitz 韧带肛门侧第 2 空肠动脉支为血管蒂做一个上提肠管，离断周围的边缘血管，有必要牺牲几厘米的肠管，切断肠管血管弓。从结肠后面上提空肠。此时，尽量不要让小肠向左侧膈肌下坠，选择结肠中动脉左分支的右边切开横结肠系膜。上提空肠放入环状切割闭合器器身，与底砧进行食管空肠端侧吻合。移除切割闭合器之后，务必确认吻合底砧一侧的荷包线周围组织是否有缺损。接下来放入一个小纱布球到吻合口内，观察吻合口有无出血。如果有出血或者吻合口薄弱，则用 3-0 可吸收线进行全层褥式缝合以修补、止血。空肠断端用直线切割闭合器离断闭锁，断端包埋（图 3-3-20）。在食管空肠吻合尾侧 40cm 处进行空肠间的侧侧吻合，肠系膜以及 Petersen 缺口用 4-0 非可吸收线通过连续缝合闭锁。

腹腔用 3000mL 生理盐水清洗干净，在胰腺上缘放一根负压引流管。如果合并切除脾则在左侧膈肌下也放置一根引流管。

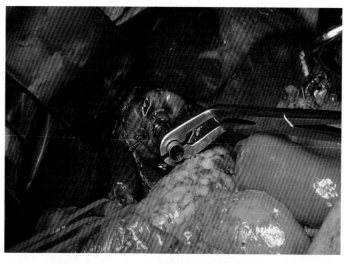

图 3-3-19　食管断端的吻合底砧缝合

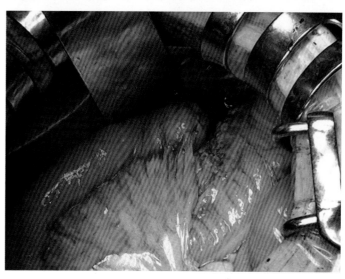

图 3-3-20　食管空肠吻合后的图像

在正中切口下缘放置防粘连生物材料，分两层关腹。此时，筋膜用单根可吸收线进行间断缝合，皮下用生理盐水清洗后，用皮肤钉进行缝合。创口用吸水性敷料贴保护好。

四、技术要点

- 胃大弯侧无浸润的病例，没有必要完全廓清 11d 组淋巴结，胰腺尾部廓清容易导致胰漏。因此，对于肥胖患者可以适当缩小廓清范围。
- 一方面，胃大弯侧浸润的病例要摘除脾脏进行 10 组淋巴结廓清。为了确保彻底廓清，则需要使胰体尾部以及脾脏游离翻转，此时需要确保层次清晰，防止胰腺过度屈曲造成不必要的损伤。另一方面，胰腺尾部良好的血供是防止胰漏的重要因素，因此，存在胰尾动脉的病例，尽量要将其保留下来。
- 游离食管时注意不要损伤食管外膜，目的是防止发生吻合口漏，上提的空肠不要有张力，适当处理空肠系膜血管弓，既要保证无张力又要保证不缺血。最近术中 ICG 试验用于评估脏器血流情况，对吻合口漏有积极预防作用。

五、陷阱

笔者很久以前的一位患者，根据当时的胃癌治疗指南，联合切除脾脏时结扎了背侧胰动脉末梢，几天后出现了胰漏，导致动脉瘤破裂出血，当时因为进行的是腹腔镜下治疗（IVR），止血技术有限，只能开腹止血。打开腹腔清洗之后发现有数厘米的坏死组织，原因是胰腺尾部坏死。幸好，经过数次手术，住了几个月院，最终出院，之后还存活了 5 年之久。这个病例告诉笔者保障胰腺尾部的血流是多么重要！

参考文献

[1] Sano T et al: Randomized controlled trial to evaluate splenectomy in total gastrectomy for proximal gastric carcinoma（JCOG0110）: Analyzes of operative morbidity, operatio time, and blood loss. J Clin Oncol 28: abstr. 4020, 2010

[2] Maruyama K et al: Pancreas-preserving total gastrectomy for proximal gastric cancer. World J Surg 19: 532-536, 1995

[3] Bernini M et al: The Cholegas Study: safety of prophylactic cholecystectomy during gastrectomy for cancer: preliminary results of a multicentric randomized clinical trial. Gastric Cancer 16: 370-376, 2013

第 **4** 节 开腹扩大手术（腹主动脉 周围淋巴结的廓清） ▶ 动画③

一、适应证

日本临床肿瘤研究小组（JCOG）对浆膜浸润阳性的胃癌患者，做的预防性廓清腹主动脉周围淋巴结（Para-aortic Lymph Node Dissection，PAND）临床试验（JCOG9501）结果表明，预防性廓清腹主动脉周围淋巴结是没有必要的。现在 PAND 只适用于多发性淋巴结转移病例、腹主动脉周围淋巴结（16a2 组淋巴结、16b1 组淋巴结）转移病例等，以及术前进行了新辅助化疗之后高度怀疑淋巴结转移的病例。此外，术前怀疑腹主动脉周围淋巴结（16a2 组淋巴结、16b1 组淋巴结）转移，且术中进行快速病理检查发现有淋巴转移阳性的患者进行 PAND 之后，虽然其结果存在争议，但有报道称其 5 年生存率可以得到 15% ~ 20% 的提高。但转移数目太多的患者，术后疗效也不太理想。如果术中快速冷冻病理检查发现转移个数超过 5 个，则立即停止廓清。

二、淋巴结的廓清

（一）皮肤切开、开腹

从剑突至脐上部的正中开腹。探查腹腔，观察有无腹膜转移，对腹腔冲洗液进行细胞学检查，确定阴性之后延长切开到脐下部。

开腹后用切缘保护器保护切口，用器械拉钩向头侧牵引两侧肋弓。

（二）Kocher 游离

从十二指肠外侧到升结肠肝曲进行广泛游离。向左游离，越过腹主动脉直到左侧生殖血管（图 3-4-1）。

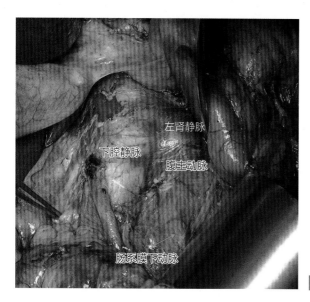

左肾静脉

下腔静脉

腹主动脉

肠系膜下动脉

图 3-4-1　Kocher 游离

（三）16b1pre-lat 组淋巴结的廓清

16b1pre-lat 组淋巴结廓清的顺序为 b1int-pre，然后向头侧廓清 a2int 组淋巴结，继续向左廓清 a2lat 组淋巴结，然后向尾侧廓清 b1 lat 组淋巴结。

16b1pre-lat 组淋巴结的廓清以肠系膜下动脉（IMA）根部高度为下界。廓清的上界以右肾静脉的下缘高度为标志，首先显露出左肾静脉的下缘。接着从腹主动脉前面左侧 1/3 部分（pre 与 lat 的交界）开始游离出腹主动脉全貌（图 3-4-2）。此操作一直游离到左肾静脉下缘，此时把肾静脉向腹侧牵开（图 3-4-3）。

接下来游离腹主动脉与下腔静脉之间，从腹主动脉向右侧渐进游离。此时，生殖动脉通常从腹主动脉前面分出左右各一支，结扎后用超声刀离断（图 3-4-4）。沿此层面继续深入游离，则可见腰静脉以及腰动脉。在下腔静脉前面进行游离，尾侧的淋巴管必须结扎以防止术后发生淋巴漏。继续向深处游离，则可到达前纵韧带表面。

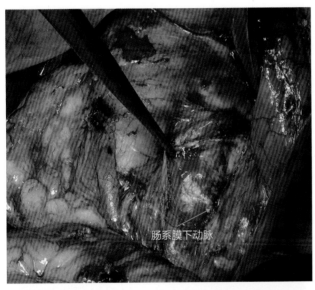

肠系膜下动脉

图 3-4-2 游离腹主动脉前面

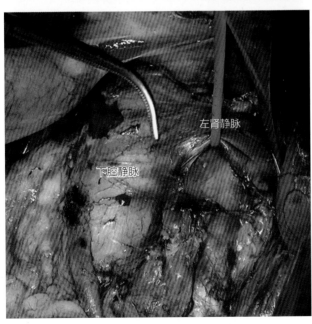

左肾静脉

下腔静脉

图 3-4-3 牵拉左肾静脉

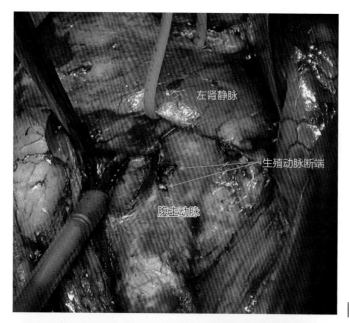

图 3-4-4　离断生殖动脉

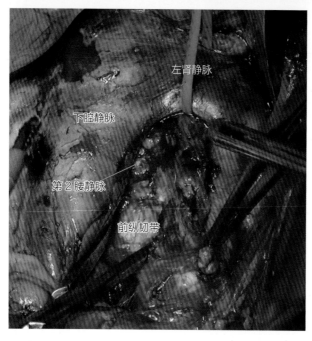

图 3-4-5　16b1int 组淋巴结的廓清

　　此层比较疏松，容易游离（图 3-4-5）。右侧交感神经主干分出腰内脏神经，一般可以切除。但是对于年轻男性，因为考虑到射精功能，因此应予以保留。通常游离出第 2、3 腰动静脉后予以保留，并廓清周围组织。b1int 组淋巴结的廓清上界以右肾动脉下缘为标志，因此用血管牵引带向腹侧牵开。通常要切除右肾动脉周围的神经丛，游离时注意右肾动脉分出的右肾上腺动脉以及右侧横膈下动脉。一直到右肾动脉下端的组织都为 b1int，均予以廓清。腹主动脉后面近侧存在较粗的淋巴管，须结扎防止发生淋巴漏（图 3-4-6）。

（四）16a2int 组淋巴结的廓清

　　接下来向头侧、腹侧牵开肝十二指肠韧带，向尾侧牵开左肾静脉，显露出腹主动脉前方刚切离的淋巴结组织（图 3-4-7）。

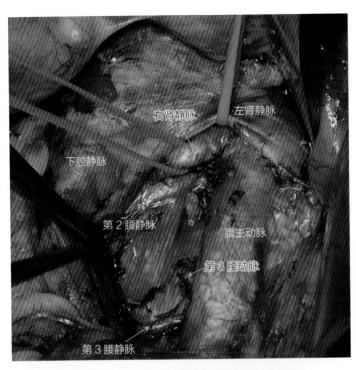

图 3-4-6　16b1int-pre 组淋巴结廓清结束

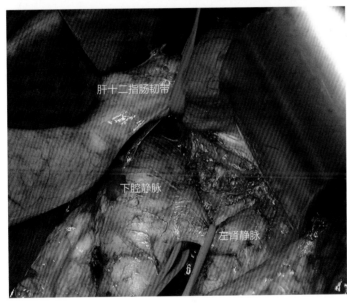

图 3-4-7　16a2int 组淋巴结的廓清

　　该部位头侧即是肠系膜上动脉（SMA）周围神经丛，通常为了保存该神经丛，一般从腹主动脉前面右侧向神经丛前面游离 pre 组淋巴结组织。SMA 周围的较粗淋巴管流向腹主动脉周围的淋巴结，因此尽量在 SMA 侧结扎，防止发生淋巴漏（图 3-4-8）。沿着腹主动脉与下腔静脉之间进行游离，即可到达与 SMA 周围神经丛相连的腹腔神经节。沿着神经节前游离该部位的淋巴结组织。接着向头侧牵开肾动脉，切除肾动脉头侧以及背侧的淋巴组织，继续从肝十二指肠韧带的头侧进行游离操作。向下腔静脉背侧游离，则可见右侧的肾上腺，此为淋巴结廓清的右界（图 3-4-9）。接下来游离左侧，首先把神经节向腹侧牵开，远离腹主动脉，此时可见与神经节相连的大、小内脏神经节，分别予以牵开，并保留下来（图 3-4-10）。

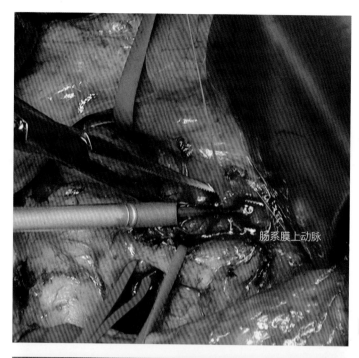

图 3-4-8 　廓清 SMA 周围神经丛前面的淋巴组织

肠系膜上动脉

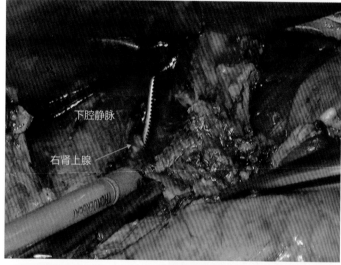

图 3-4-9 　16a2int 组淋巴结廓清的右界

下腔静脉

右肾上腺

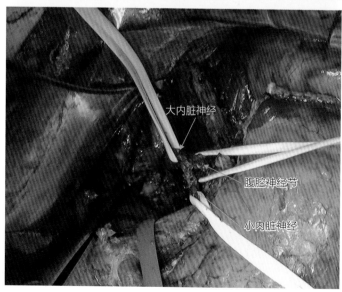

图 3-4-10 　16a2int 组淋巴结廓清结束

大内脏神经

腹腔神经节

小内脏神经

（五）16a2lat 组淋巴结的廓清

　　游离胰体尾部以及脾之后（手术视频为联合切除胰尾部脾脏的病例），在左肾静脉前面切开肾筋膜前叶，显露并牵开左肾静脉（图 3-4-11）。显露出左肾上腺及其静脉，此为廓清的左界，继续向背侧的肾上腺左缘游离。显露出腹主动脉前面的 SMA 周围神经丛，向头侧游离。此时要结扎、离断 SMA 侧的组织，防止发生淋巴漏。廓清的左界是以左肾上腺右侧缘为标志，但是左肾上腺背侧有疏松的结缔组织层，游离进入该层，比较容易进行淋巴结廓清（图 3-4-12）。继续向内侧游离，则到达左腹腔神经节，首先游离出神经节前的淋巴组织。一般来说，左侧神经节后面不存在淋巴结，确认与腹腔神经节相连的大、小内脏神经之后，均用橡胶带将其牵开。小内脏神经一般有许多分支，左侧内脏神经较细，有时看不清楚。游离这些神经表层的脂肪组织之后，在尾侧可见左肾动脉，用橡胶带把该血管牵向腹侧，肾动脉头侧的组织均为 16a2lat 组淋巴结（图 3-4-13）。

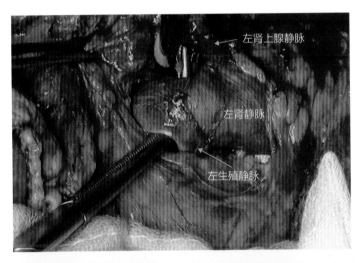

图 3-4-11　16a2lat 组淋巴结的廓清
牵开左肾静脉

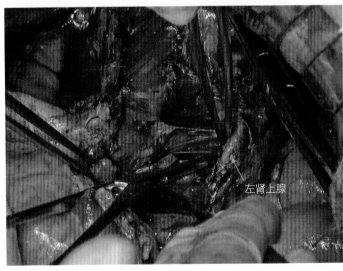

图 3-4-12　游离左肾上腺背侧

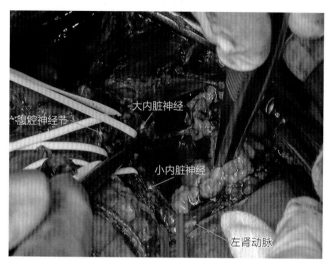

腹腔神经节

大内脏神经

小内脏神经

左肾动脉

图 3-4-13　16a2lat 组淋巴结廓清结束

（六）16b1lat 组淋巴结的廓清

　　首先从右侧开始，切开肾筋膜前叶，显露出左生殖静脉，向下方游离（图 3-4-14）。离断 IMA 根部附近的组织之后，向背侧方向游离即可进入肾筋膜后叶。沿此层面钝性游离肾筋膜后叶与腰大肌之间的稀疏层，可把输尿管、肾脏以及肾包膜的整体与 16b1lat 组淋巴结区分开来（图 3-4-15）。此时，很容易看到背侧的左交感神经干，沿着该神经干表面向头侧进行钝性游离。

　　确定廓清的左侧边界，接下来在 IMA 根部高度下缘游离 b1 与 b2 间的淋巴组织。首先切断 pre 周围的淋巴组织，从腹主动脉的左前方向背侧进行游离，直接廓清到腰动脉周围。向头侧游离逐渐可见左肾动脉，用橡胶带将其牵开。一般来说，左肾动脉周围的神经丛是要切除的，左肾静脉向背侧分出副半奇静脉，比较粗的静脉向腰椎走行，一旦损伤可能导致止血困难，是值得注意的事项。最后廓清肾动脉周围的淋巴组织，结束廓清（图 3-4-16）。以往均把左侧肾脏以及肾上腺游离翻转后进行廓清，现在尽量不去翻转。

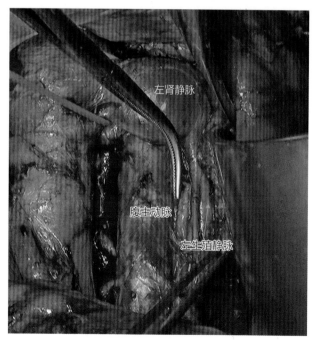

左肾静脉

腹主动脉

左生殖静脉

图 3-4-14　显露左生殖静脉

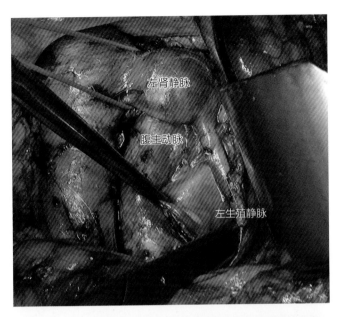

图 3-4-15　游离肾筋膜前叶

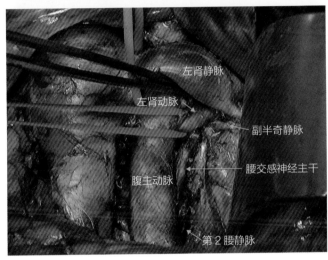

图 3-4-16　16b1int 组淋巴结廓清结束

（七）引流管的留置

腹主动脉周围一般不放置引流管。绝大多数为淋巴液，若无感染，则只需在 Winslow 孔以及左侧横膈下放置引流管即可充分引流。

（八）术后管理

基本上没什么出血，所以一般不需要进行特殊的术后管理。如果术后血压过低，一般可以积极使用升压药物。

肾动脉周围的神经全部切除的话，可能导致直立性低血压。虽然时间久了会有所好转，但是如果出现直立性低血压，一般要求慢慢地阶段性下地行走，一般来说，过几天后即可下地行走。几乎没有患者需要用升压药物维持。

术后引流管管理，特别是对于进行了新辅助化疗之后的患者，有时每天引流液量高达 1000mL，若不是大的淋巴管漏，一般经过数日之后可以下降到 500mL 以下。当每天引流液量小于 100mL 时，可以拔除引流管。如果引流液变少，但周围还是形成了淋巴囊肿，此时若不是感染扩大，一般都可以自行吸收。

即便不离断 SMA 周围神经丛，发生腹泻的可能性也是很高的。术后第 1 天就出现排便的话，需要引起注意。如果排除了感染性肠炎，则可以积极地给予止泻剂（Loperamide 等），一般在术后 3~6 个月稍恢复稳定。

三、技术要点

- 各脏器间有明确的游离层，维持在正确的层面游离，一般廓清比较容易。
- 有的病例存在多支肾动脉，术前建议进行 3D 血管成像检查，以确认血管走行。
- 如果在把生殖血管从腹主动脉上牵拉下来的过程中发生撕裂，会造成腹主动脉周围血肿生成。因此，务必确切结扎该血管，并将其凝固切断。
- 手术时要特别注意牵拉腰动静脉可能发生撕裂出血，可能导致血管缩回椎体内造成止血困难。此时一般要采用骨蜡止血，一旦发生损伤则要确切结扎止血。
- 腰内脏神经分出腹下神经支配射精功能。在廓清 L2、L3 腰内脏神经时，需注意保护好该神经。交感神经主干分出该神经，一般比较好辨认。对于年轻男性患者，一般要尽量保留该神经。

四、陷阱

以前都是进行大范围廓清。从横膈主动脉裂孔开始（相当于 16a1 组淋巴结）到 IMA 根部，以及一部分 SMA 周围神经丛一并进行廓清。同时摘除左侧肾上腺，或仅保留 1 根肾上腺静脉，其他组织全部切除。这样操作之后患者腹泻严重，最后导致营养不良。笔者曾经也为一位 50 多岁的患者做过该手术，最后该患者因为营养不良反复入院治疗，也不能工作，之后申请了政府救济金得以生存。虽然术后肿瘤没有复发，患者的病是根治了，却没法正常地生活，这是非常值得我们反思的。从此之后我们尽力推广保留自主神经的癌根治术，既保证根治性又可降低术后并发症的发病率。是该患者给我们的外科治疗方式提了个醒，促使我们改变了手术观念。

参考文献

[1] Sasako M et al: D2 lymphadenectomy alone or with para-aortic nodal dissection for gastric cancer. N Engl J Med 359: 453-462, 2008
[2] 日本胃癌学会（編）: 胃癌治療ガイドライン医師用 2018 年 1 月改訂第 5 版. 金原出版, 東京, 2018
[3] Tsuburaya A et al: Neoadjuvant chemotherapy with S-1 and cisplatin followed by D2 gastrectomy with para-aortic lymph node dissection for gastric cancer with extensive lymph node metastasis. Br J Surg 101: 653-660, 2014
[4] 梨本 篤ほか: Marginally Resectable Tumor に対する治療戦略—胃癌. 癌と化学療法 38: 1246-1251, 2011
[5] 寺島雅典ほか: 進行胃癌に対する自律神経温存を伴う大動脈周囲リンパ節郭清. 手術 55: 685-689, 2001

第 5 节　开腹食管胃结合部癌手术　▶ 动画④

一、适应证、术式、廓清范围

对于食管胃结合部癌，根据《胃癌取扱い規約》显示食管浸润在 3cm 之内的肿瘤，经腹食管裂孔法进行手术。下纵隔的廓清范围没有明确的规定。《胃癌取扱い規約》规定胃癌浸润到食管时，要进行定型化的 D2 廓清加上 19 组、20 组、110 组、111 组淋巴结廓清。长度在 4cm 之内的食管胃结合部癌在廓清时，E、EG、E=G 的腺癌需要一并切除下纵隔 110 组、111 组、112 组淋巴结。因此，对食管胃结合部癌加上 19 组、20 组淋巴结廓清之后，也一同廓清下纵隔 110 组、111 组、112 组淋巴结。此外，指南中所采纳的作为循证依据的 JCOG9502 临床试验中，开腹组与联合开胸开腹组都对 16a2lat 组淋巴结做了廓清。因此，通常 16a2lat 组淋巴结也应一并廓清。

从最近日本胃癌学会、日本食管癌学会共同研究报道的淋巴结转移率结果来看：对于食管浸润 4cm 之内的肿瘤不推荐对上、中纵隔，以及 111 组、112 组淋巴结进行廓清。其次，对于食管浸润 2cm 之内的肿瘤也不推荐对下纵隔淋巴结进行廓清，且对于小于 6cm 的肿瘤，也可以不用廓清 16a2lat 组淋巴结。廓清之后的结果尚未公布，今后一段时间内将以这个为标准。

胃的切除范围，如果肿瘤在 4cm 以内，则 4d 组、5 组、6 组淋巴结转移率较低，可以选择贲门侧胃切除。之前的共同临床研究表明，肿瘤直径在 6cm 之内的淋巴结转移率都是比较低的。推荐做贲门侧胃切除。

二、切除、淋巴结廓清

（一）皮肤切开、开腹

从剑突至脐上部的正中开腹。探查腹腔，观察有无腹膜转移，对腹腔冲洗液进行细胞学检查，确定阴性之后延长切开到脐下部。

开腹后用切缘保护器保护切口，用器械拉钩向头侧牵引两侧肋弓。

（二）大网膜切除、脾胃韧带切除

进行 Kocher 游离，确认腹主动脉周围淋巴结有无肿大及转移（图 3-5-1），胃全切除的病例从右侧开始游离胃结肠系膜前叶、后叶。网膜囊从右边游离到左侧时，切除大网膜并到达脾门（图 3-5-2）。贲门侧胃切除的病例则在胃的中央部离断网膜囊，直到一并廓清切除脾门处的大网膜。右侧的大网膜切除不必太严格，只要尽力而为即可。

胃大弯侧没有浸润的话，可以不用切除脾脏，也不用把脾脏翻转过来进行廓清。游离脾下极周围的粘连组织之后，在左侧网膜动脉根部结扎离断即可。之后与胃全切除术的流程一样，游离脾胃韧带，切断胃短动静脉。此时，可以从背侧看到脾胃系膜的边界为宜（图 3-5-3）。游离到脾上极时，脾胃韧带稍微向背侧弯曲，此处可见胃短动脉头侧最后一分支，脾胃韧带在这里折返，注意不要损伤脾脏（图 3-5-4）。对于癌靠近胃大弯侧的病例，脾门淋巴结廓清也从前面进行（图 3-5-5）。

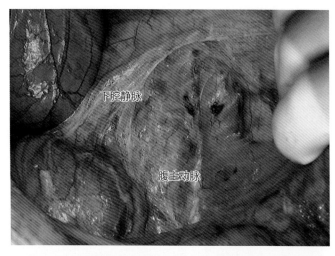

图 3-5-1　Kocher 游离

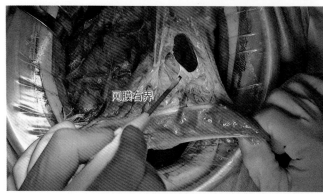

图 3-5-2　切离大网膜

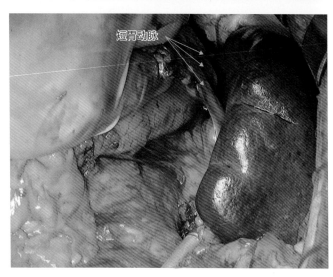

图 3-5-3　切离胃短动脉

（三）打开食管裂孔

　　切开脾胃韧带之后，向右侧牵开左横膈下的胃底穹隆部，离断胃膈韧带。需要注意左下横膈动脉的走行，切开后腹膜，离断该动脉的食管贲门支。开放食管裂孔后可见食管横膈韧带的折返形成的白色结缔组织，离断该组织（图 3-5-6）。有横膈膜浸润的病例，则切除一部分横膈。

　　切断肝左三角韧带，游离肝外侧区域，用开腹拉钩固定肝脏。通常情况下，右侧横膈静脉的左分支走行于食管裂孔的腹侧，因此头侧尾侧缝合 2 针进行结扎，在中央切断（图 3-5-7）。从食管裂孔向腹侧切开横膈肌中心腱 5cm，展开下纵隔术野。

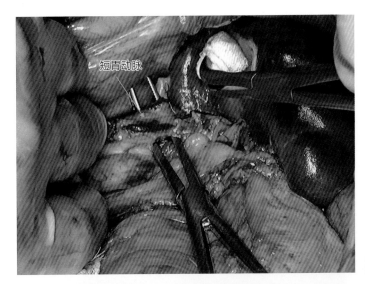

图 3-5-4　在脾上极处离断胃短动脉

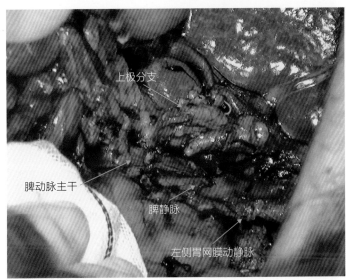

图 3-5-5　脾门廓清之后

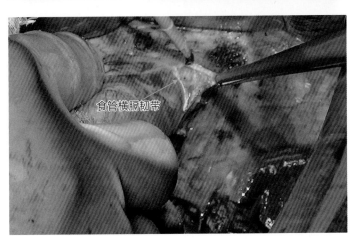

图 3-5-6　离断食管横膈韧带

（四）廓清下纵隔

向左侧牵开横膈脚，确认左壁层胸膜之后向头侧游离，尽量不要打开壁层胸膜，因为发生吻合口漏时可以减少脓胸的发生概率。

　　显露出正中侧的心外膜，游离下纵隔的脂肪组织，廓清 111 组淋巴结（图 3-5-8）。接着向左侧背侧游离，保留胸膜，一般选择电刀比较方便操作，逐步进行廓清（图 3-5-9）。下纵隔的头侧边界以左下肺静脉下缘为标志，但是隔着一层胸膜，很难确认左下肺静脉。

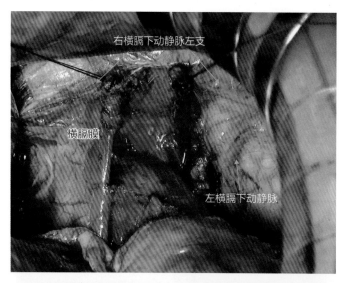

图 3-5-7　离断右横膈下动静脉左支

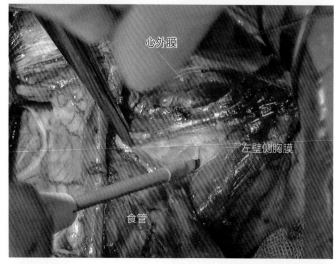

图 3-5-8　廓清 111 组淋巴结

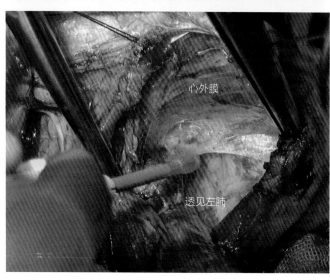

图 3-5-9　廓清下纵隔左侧

继续向背侧游离，则可见胸主动脉前有一层较薄的膜（大动脉膜）包绕着。廓清 112 组淋巴结时，需要切开该膜显露出胸主动脉的外膜层进行游离（图 3-5-10）。通常来说，食管固有动脉在此高度是不存在的，如果有，则需要结扎并用超声刀将其凝固切断。

接下来，向右侧廓清，沿着横膈右脚切开后腹膜，向头侧游离则可见下心包（图 3-5-11）。这是廓清的右侧缘，背侧缘以右侧壁胸膜为参照标志，继续向右侧推进（图 3-5-12）。游离至与左侧同等高度即可（图 3-5-13）。通常，112 组淋巴结的廓清按《胃癌取扱い規約》规定只廓清 112aoA 组淋巴结，不用廓清 112aop 组淋巴结以及 112paul 组淋巴结。

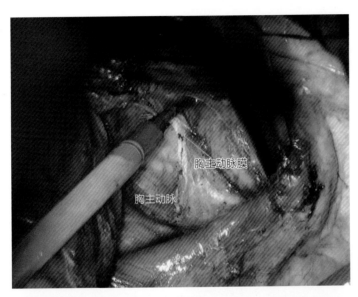

图 3-5-10　廓清 112 组淋巴结（切离大动脉膜）

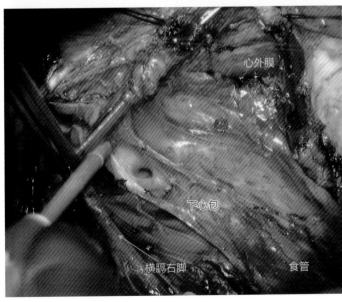

图 3-5-11　打开下心包

（五）离断食管

接下来，设定食管切除线。把廓清的淋巴组织向尾侧游离，设定好食管切除线（图 3-5-14）。此时，不要损伤食管外膜，至少保证肿瘤口侧断端有 2cm，用 2 把食管钳夹闭，在其间离断食管（图 3-5-15），切除断端的食管迅速进行术中病理检查，确认断端阴性。特别是未分化癌实际的进展要比肉眼所见口侧切缘多，经常需要追加切除。

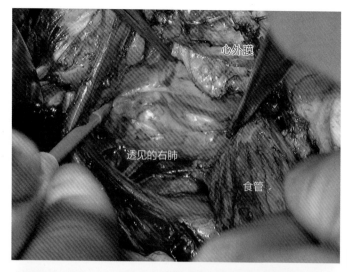

图 3-5-12 廓清下纵隔右侧

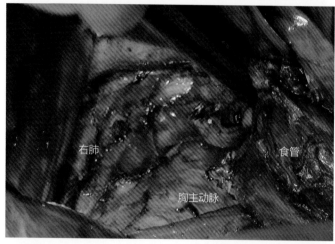

图 3-5-13 廓清结束后的下纵隔

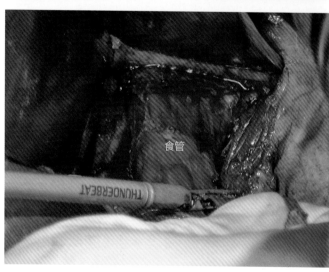

图 3-5-14 游离食管周围

（六）廓清腹腔内淋巴结、离断胃

　　如前所述，胃切除范围通常根据肿瘤大小以及占据部位而定。肿瘤位于胃中段或者直径大于 6cm 则进行胃全切除术，廓清 1～12 组淋巴结。但是，如果肿瘤未浸润到胃大弯侧，则不用切除脾脏，且 10 组淋巴结可以省略。肿瘤直径在 6cm 以内，没有浸润到胃中段则可仅进行贲门侧胃切除。

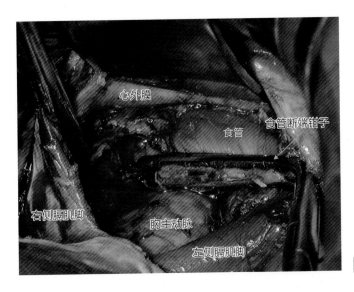

图 3-5-15　离断食管

此时，3 组淋巴结仅切除 3a 组淋巴结即可。胰腺上缘 7 组、8a 组、9 组、11 组淋巴结的廓清与定型化胃癌手术一致。从右侧确认胃十二指肠动脉的走行，沿着肝总动脉的分支部廓清 8a 组淋巴结。接下来廓清 9 组淋巴结，结扎切除胃左动静脉之后，在胰后筋膜与 Gerota 筋膜之间（Toldt 的融合筋膜）进行游离，廓清 11p 组淋巴结、11d 组淋巴结。脾动脉的上行分支以及下行分支为 11d 组淋巴结廓清的左侧边界标记。有的病例存在上极支或上极支又有许多分支，有时胃后动脉可能从上极支分出，这些都是值得注意的（参考解剖章节）。

（七）19 组淋巴结、16a2lat 组淋巴结的廓清

食管裂孔内的大动脉前面淋巴结（20 组淋巴结）廓清之后，确认左横膈下动脉走行。《胃癌取扱い規約》没有对 19 组淋巴结、16 组淋巴结的分界线进行明确定义，但我们一般把左侧横膈下动脉头侧右侧称为 19 组淋巴结，尾侧左侧则称为 16 组淋巴结。16 组淋巴结的廓清范围以腹腔动脉根部头侧为界，一部分包含 16a1lat 组淋巴结。

用橡皮带向腹侧牵拉左横膈下动脉，在头侧右侧的横膈脚前面存在的组织则为 19 组淋巴结（图 3-5-16）。

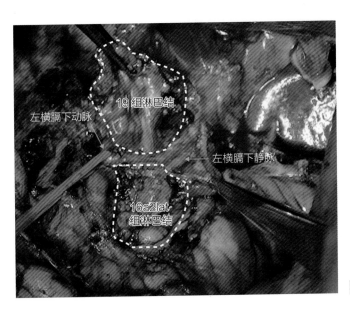

图 3-5-16　19 组淋巴结的廓清

16a2lat 组淋巴结的廓清范围，下缘为左肾静脉，左缘为左肾上腺或中心静脉，左横膈下动脉尾侧定义为 16 组淋巴结。向背侧游离确认左肾动脉。游离到左肾静脉后，可见由此分出的左侧肾上腺的中心静脉（图 3-5-17）。继续沿肾上腺内侧缘向背侧游离，到达肾上腺背侧的 Gerota 筋膜层面，此层比较容易游离。左横膈下动脉尾侧以及腹腔动脉左侧到腹主动脉左侧的组织均一并廓清（图 3-5-18）。此处确定左侧腹腔神经节，并且予以保留。通常来说，一并切除神经节前的组织。之后向深层游离。此时把神经节向腹腔侧牵拉，显示出大内脏神经、小内脏神经（手术视频里省略了此环节），向背侧廓清，直到确定左肾动脉即可（图 3-5-19）。

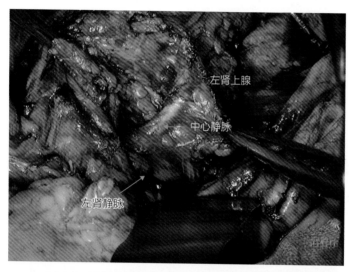

图 3-5-17 确认左肾静脉、左中心静脉

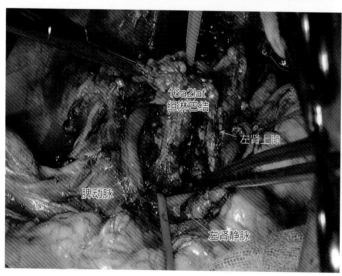

图 3-5-18 廓清 16a2lat 组淋巴结

（八）重建

笔者所在医院胃全切除术的患者均采用 Roux-en-Y 重建，贲门侧胃切除术的患者则用双通道重建，吻合位置通常要比胃全切除术高，吻合起来需要费一些工夫。

在 Treitz 韧带肛门侧 20cm 处离断肠管。切断边缘动脉之后向下纵隔方向提拉尾侧空肠，观察肠系膜是否紧张，可结扎并离断空肠动脉，以便增加肠管长度。总之要降低肠系膜的紧张度。通常离断 1～2 根空肠动脉。此时，要确认空肠末端的血流是否良好，如果没有触及动脉搏动，则静脉

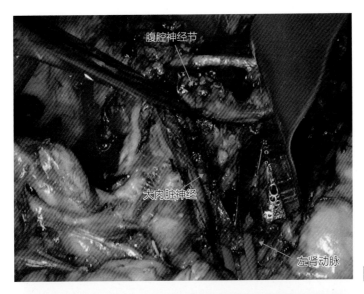

图 3-5-19　16a2int 组淋巴结廓清结束

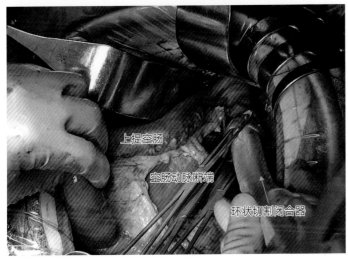

图 3-5-20　食管空肠吻合

注射 ICG，观察荧光造影了解血流情况。接下来从结肠后路上提空肠，用 25mm 环状切割闭合器进行吻合（图 3-5-20）。

接下来将一块小纱布球放到吻合口内，观察有无吻合口出血。通常食管外膜下透见的血管较易出血，要仔细观察。确认无出血之后，空肠断端用切割闭合器离断闭锁，断端包埋。拔出环状切割闭合器之后，务必观察吻合底砧一侧的荷包线周围组织是否有缺损。如果吻合口薄弱或肉眼可见吻合口黏膜外翻，则用 3-0 可吸收线进行水平褥式缝合予以修补。

胃空肠吻合以及空肠空肠吻合请参考其他章节。肠系膜与 Petersen 孔用非可吸收线连续缝合来闭合。

（九）放置引流管、关腹

开大的食管裂孔用 3-0 可吸收线单结扎缝缩，腹腔内进行清洗。放置负压引流管于胰腺上缘与下纵隔吻合口背侧。

三、技术要点

- 开腹经食管裂孔廓清下纵隔淋巴结，解剖间隙的展开尤为重要，壁层胸膜比较容易确认，尽量将其保留下来。
- 但是，高位吻合时如果纵隔没有足够的操作空间，则建议切开一部分横膈膜，与左侧胸腔相连续，比较容易进行操作。必要时可以经横膈膜进行开胸操作。如果吻合口还是较高，则可以进行右侧开胸手术。
- 进行 19 组淋巴结、16a2lat 组淋巴结的廓清时，最重要的是要确定好左横膈下动脉。这样比较容易进行完整的系统淋巴结廓清。
- 需要注意的是，食管胃结合部吻合口漏的发生率比较高，吻合时要保证上提的空肠血运良好，且不要太过有张力。

四、陷阱

- 有个这样的患者：食管胃结合部癌进行新辅助化疗之后，进行大动脉周围淋巴结廓清伴下纵隔淋巴结廓清后出现淋巴漏，重新手术时没见到有明确的淋巴液漏出部位，最后留置了分流套管（腹腔 – 上腔静脉）。这种情况可能是腹主动脉前面的淋巴管网或者胸导管起始部的损伤所致。该病例术前做过奥沙利铂治疗，可能导致肝窦道损伤造成门静脉压亢进，使淋巴管内压上升。因此，新辅助化疗之后进行下纵隔廓清时，要特别注意别损伤胸导管等。

参考文献

[1] 日本胃癌学会 （編），胃癌治療ガイドライン医師用 2018 年 1 月改訂第 5 版，金原出版，東京，2018
[2] Sasako M et al：Left thoracoabdominal approach versus abdominal-transhiatal approach for gastric cancer of the cardia or subcardia：a randomized controlled trial. Lancet Oncol 7：644-651, 2006
[3] Kurokawa Y et al：Mapping of lymph node metastasis from esophagogastric junction tumors：A prospective
[4] nationwide multicenter study. Ann Surg 2019 ［Epub ahead of print］

第4章 手术 - ② 腹腔镜手术

第1节 基本事项

一、必要的器械（基本套件）

（一）腹腔镜系统

1. 2D硬式镜

- IMAGE1 SPIES 2D 系统。
  HOPKINS® II 腹腔镜 30° K26003BA（Karl Storz）。

2. 3D硬式镜

- IMAGE1 SPIES 3D 系统。
  TIPCAM® 1 3D LAP 腹腔镜 30° K26605B（Karl Storz）。
- VISERA ELITE II。
  ENDOEYE 3D 30° WA50082A（Olympus）。

（二）钳子

1. 抓钳（图4-1-1a）

- 波纹抓钳 K33331LFD（Karl Storz）：抓提肠管或进行广泛的术野展开。
- 开窗抓钳 WA64360（Olympus）：通称 Mancina 钳，一般用于淋巴结廓清时的精细操作。

2. 分离钳（图4-1-1b）

- Kelly 型分离钳 CLICK line K33321ML（Karl Storz）：用于通常的游离操作。
- Maryland 型分离钳 WA64300A（Olympus）：通称 Natalia 钳，尖端非常细，用于游离血管周围组织，需要注意其锋锐性。
- Kelly 泪滴形分离钳 WA64362M（Olympus）：虽然尖端比较细，但是其构造比较微细，可以用于抓提肠管以及进行淋巴结廓清、吻合等操作。

3. 组织剪

- 弯剪 CLICK line K34321MA（Karl Storz）。

4. 持针器

- 向左弯曲型 KOH 针持 K26173KAL（Karl Storz）。

5. 血管夹

- Weck Hem-o-lok 血管夹放置钳（Teleflex）：非金属型血管夹。
- Endclip™ Ⅲ 5mm ML（Medtronic）。

6. 其他（图 4-1-1c）

- 送水吸引管 WA51138A（Olympus）：带柔凝止血功能。
- 体外打结器 KOECKERLING，打结器 K26596SK（Karl Srorz）：用于关闭 12mm 戳卡孔。

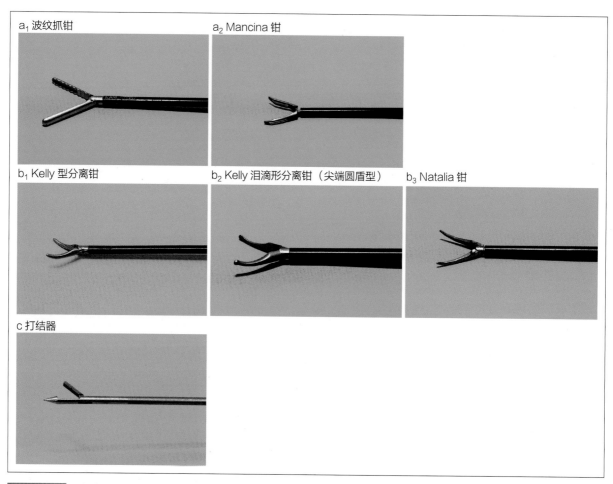

a₁ 波纹抓钳　　　a₂ Mancina 钳

b₁ Kelly 型分离钳　　b₂ Kelly 泪滴形分离钳（尖端圆盾型）　　b₃ Natalia 钳

c 打结器

图 4-1-1　腹腔镜手术用钳子

（三）戳卡

- 腔镜戳卡：Ki 气囊式 12mm×100mm 戳卡（Applied Medical）。
- 12mm 戳卡（ENDOPATH XCEL）75mm（Ethicon）。
- 5mm 戳卡（ENDOPATH XCEL）75mm（Ethicon）。

（四）能量装置

- 超声刀 ACE+7（HARH36）：可以进行比较细致的操作，减少热损伤。设定分为 Max 5 挡、Min 3 挡，凝固夹闭时不用 Min 模式，改用 Seven Mood。
- 第 2 节超声刀 HD1000i：尖端形状比较细且锐利，切开以及凝固力均比较好。

（五）电刀装置

- Valleylab™ FT10（Medtronic）：
  - ○ 切开皮肤、筋膜　　切开 Purecut 30W。
  　　　　　　　　　　　凝固 Fulgrate Coag 30W。
  - ○ 腹腔内　　　　　　凝固 Soft Coag 60W。
- ERBE VAIO 300D（Amco）：
  - ○ 切开皮肤、筋膜　　切开 AutoCut Effect 4，40W。
  　　　　　　　　　　　凝固 Forced Coag Effect 2，50W。
  - ○ 腹腔内　　　　　　凝固 Soft Coag Effect 5～6，80W。

（六）切割闭合器

与开腹手术相同，为 Powered ECHELON FLEX® 60mm 或者 Signia™ 切割吻合系统。

（七）其他

- 腹腔镜用纱布、GC 纱布（川本产业）：绿色小纱布，术中反光较少。
- 腹腔镜去雾器以及过滤器（Ethicon）。
- Octopus retractor standard OCT-03N（YUFU 公司）。
- Octopus retractor Nathanson Hook Liver Retractors S 4-981121/1（YUFU 公司）。
- 硅胶垫盘，有孔，椭圆形（八光公司）：用于悬吊肝脏。
- 切缘保护器：Smart retractor® S 18962（TOP）。
- 切缘保护器的盖子：Free Access® S HD-T 型号 18933（TOP）。
- 19Fr J-Vac Drain™ round（Ethicon）。
- 1% 亚甲蓝溶解液。

二、设定

（一）麻醉

原则上进行全身麻醉加硬膜外麻醉。

（二）体位（图 4-1-2）

双上肢张开，两脚张开，头抬高 5°～10°，因角度较缓，所以不用负压式固定垫。术者与第 1 助手在术中根据手术进展更换站位，扶镜手在患者两脚之间，显示屏摆放在患者头侧。所有手术病例均录像保管。

（三）戳卡的放置（图4-1-3）

在肚脐正中放置 12mm 球囊戳卡（10cm 长），约 8cm 间隔，呈 V 形。肥胖的患者使用 13cm 长的戳卡，进行 D2 廓清时，右侧内侧戳卡放置在右上戳卡与脐正中戳卡的中央稍偏头侧位置。

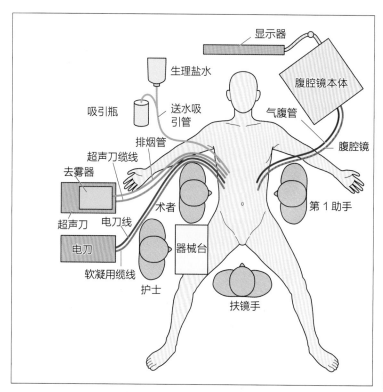

图 4-1-2 腹腔镜手术配置

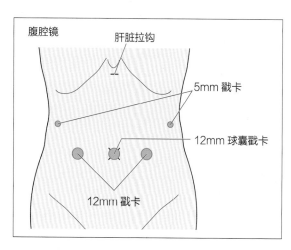

图 4-1-3 腹腔镜手术戳卡配置

三、基本手术技巧

患者两臂收拢，背肌伸直，取适当的体位。钳子尖端保持稳定，快速地推进手术。第 1 助手的动作与扶镜手的视野展开都要定型化。要有游离层面的意识，沿游离层面进行视野展开。此外，腹腔镜的扩大视野功能可以看清非常细小的血管，务必保证视野干净不出血。静脉出血可用柔凝功能来止血，轻轻触碰出血部位表面即可，不宜过久。否则也会损伤深部组织。动脉出血可能造成术后出血或假性动脉瘤，一般不用柔凝功能。出血点不明确或者实质脏器出血，则不宜进行简单的止血操作，而是优先用纱布压迫止血，再考虑用组织黏合剂止血。此外，腹腔内重建时，第 1 助手协调配合的操作很重要，注意不要损伤肠管。

第 2 节　腹腔镜下幽门侧胃切除术　▶ 动画⑤

一、适应证

中段（M）、下段（L）胃癌的定型手术。笔者所在科室对 cStage I、II（cT4a 病例以外）都选择行腹腔镜下幽门侧胃切除术。上段早期胃癌如果不是贲门侧切除术的适应证，则尽可能保留胃，避免进行胃全切除术，也可进行幽门侧胃切除术（胃次全切除术）。切除线在幽门环 4cm 以上，可以考虑行保留幽门的胃切除术。

cN0 且 cT1b 进行 D1+ 廓清，以外的则进行 D2 廓清。

高龄、残胃较小、食管裂孔疝的患者进行 Roux-en-Y 重建；残胃较大、无食管裂孔疝且非高龄的患者，则进行三角吻合（B-I 重建）。

二、切除、淋巴结廓清

（一）放置戳卡、探查腹腔

术者位于患者右侧，第 1 助手位于患者左侧，扶镜手在患者两腿之间（图 4-2-1）。首先在脐正中纵向切开至腹腔，直视下放置球囊戳卡，建立气腹。通常气腹压设置为 10mmHg，肥胖的患者可以提高到 12mmHg。观察腹腔内有无播种转移，如果是 T4a 则行开腹手术。戳卡设置成倒梯形，术者左手的 5mm 戳卡放置在右侧季肋部，右手的 12mm 戳卡放置在右侧腹部。第 1 助手的右手 5mm 戳卡放置在左侧季肋部，左手的 12mm 戳卡放置在左侧腹部（图 4-2-2）。行 D1+ 廓清时，术者右手戳卡放置在左手戳卡与肚脐连线的尾侧，行 D2 廓清时则放置在连线的头侧。头低位，观察 Douglas 窝内有无转移并行腹腔冲洗液细胞学检查。如果是进展期癌，则迅速进行术中腹水细胞学检查之后，使患者体位呈头抬高 10° 位置。

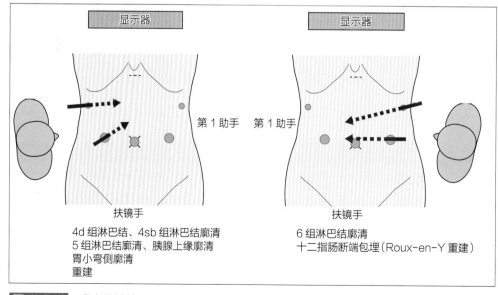

图 4-2-1　术者的站位

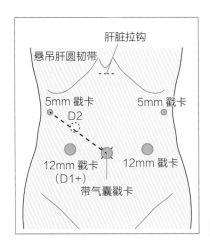

图 4-2-2　戳卡配置

（二）悬吊肝圆韧带

用带 2-0 非可吸收线的直针悬吊肝圆韧带。尽量从剑突右侧刺入直针，这样不会干扰左侧的肝脏拉钩。在皮肤表面放一个折叠纱布垫，打结固定。如果肝圆韧带的脂肪比较多，妨碍术野，则用电刀或者超声刀使之凝固收缩。

（三）4d 组淋巴结、4sb 组淋巴结的廓清

术者的左手与第 1 助手的右手抓提胃网膜动静脉血管蒂，第 1 助手左手抓大网膜。T2 之内的病例则切离血管蒂周围 3 ~ 4cm 的大网膜（图 4-2-3）。肥胖患者的网膜囊左侧也有比较薄的大网膜，可以透见网膜囊内，由此处打开网膜囊。T3 病例则切开大网膜之后，第 1 助手右手抓提胃后壁，向右侧腹牵开。第 1 助手的左手抓住大网膜向尾侧牵拉。如果胃后壁与大网膜之间有粘连，则先松解粘连。离断大网膜之后，确认胃网膜左动静脉血管蒂，第 1 助手用左手抓提。确认第 1 支之后，在其中枢侧用非可吸收塑料夹进行双重夹闭，之后用超声刀将其离断（图 4-2-4）。此时，先离断左侧的脂肪组织，确认好脾脏之后，可以避免损伤脾脏。切开大网膜左动静脉与胃短动静脉之间的大网膜直到胃壁，之后把大网膜向腹侧提拉，从后侧术野观察左右胃网膜动静脉交界区，向头侧离断大网膜左动静脉的胃侧分支。

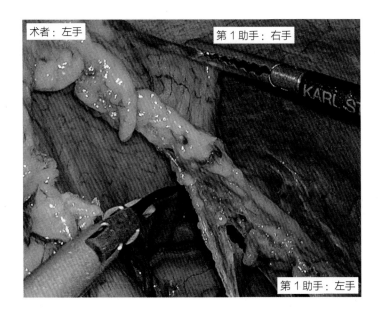

图 4-2-3　切离大网膜

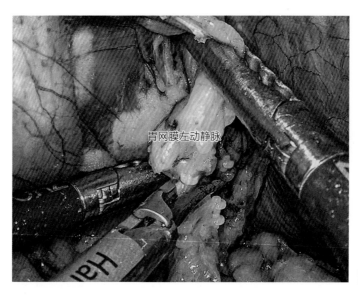

胃网膜左动静脉

图 4-2-4 离断胃网膜左动静脉

（四）6 组淋巴结的廓清

　　术者与第 1 助手交换位置（图 4-2-1）。第 1 助手右手抓提肛门侧胃网膜右动静脉血管蒂，左手提起头侧胃网膜右动静脉血管蒂，形成对抗张力，术者向右离断大网膜。如果胃结肠系膜的前叶与胃后壁粘连或融合，则第 1 助手右手抓提胃后壁，首先松解粘连，显露出胰前面。接着向十二指肠方向游离推进。确认胃十二指肠动脉、胃网膜右动脉（图 4-2-5）。此时，第 1 助手的右手抓提胃后壁，可以获得良好的术野。沿网膜囊继续向右侧游离，第 1 助手左手抓提血管蒂，右手牵引结肠侧组织。术者向尾侧游离结肠肝曲。沿着包绕血管外侧的筋膜层逐渐向胰前筋膜游离直到十二指肠，此层面前面的脂肪组织全部剥离（图 4-2-6）。接着确认胰腺下缘，继续廓清胃结肠干腹侧的脂肪组织，在胃网膜右动脉的根部离断该血管。从胃网膜右动脉沿着神经组织外侧层面游离至胰十二指肠上前动脉，很自然地就把胃网膜右静脉游离出来（图 4-2-7）。接下来，游离前面组织。切开胃网膜右静脉前面组织，与胰十二指肠上前静脉一块游离，保留好胰十二指肠上前静脉之后，在其尾侧用金属钛夹（ML）夹闭胃网膜右静脉，并用超声刀离断（图 4-2-8）。切开胃网膜右动脉

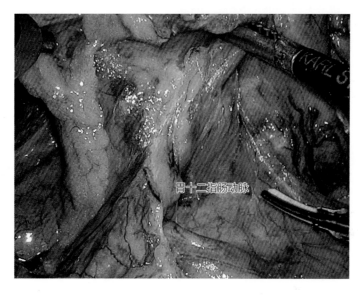

胃十二指肠动脉

图 4-2-5 游离胃后壁与胰头部

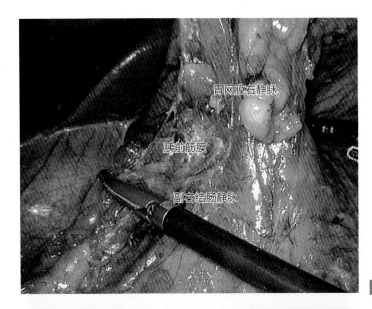

胃网膜右静脉

胰前筋膜

副右结肠静脉

图 4-2-6　游离胰前筋膜前面

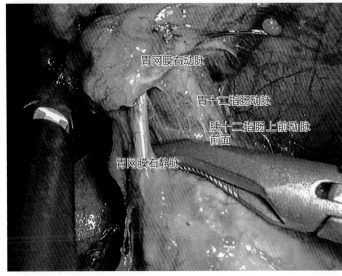

胃网膜右动脉

胃十二指肠动脉

胰十二指肠上前动脉
前面

胃网膜右静脉

图 4-2-7　显露出胰十二指肠上前动脉前面的神经组织

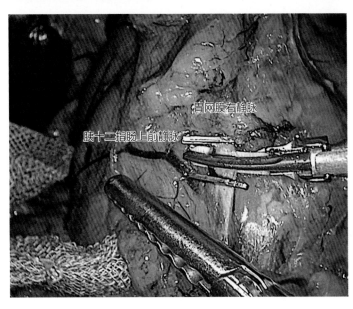

胃网膜右静脉

胰十二指肠上前静脉

图 4-2-8　离断胃网膜右静脉

到幽门下动脉前面的胃系膜以及十二指肠系膜，在胃网膜右动脉分出胰十二指肠上前动脉之后，用非可吸收塑料夹进行双重夹闭后，离断该血管（图 4-2-9）。接下来，用金属钛夹夹闭幽门下动静脉并离断（图 4-2-10），向腹侧游离大网膜（切断 C-loop）。此时，Mayo 静脉容易出血，需要确切止血（图 4-2-11）。接着，把背侧幽门下组织游离开，以方便离断十二指肠。

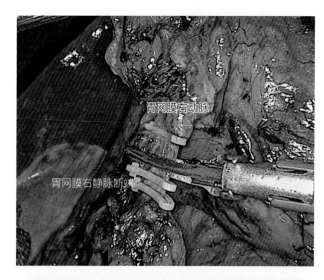

图 4-2-9 离断胃网膜右动脉

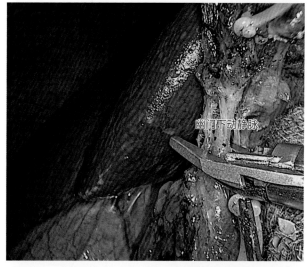

4-2-10 离断幽门下动静脉

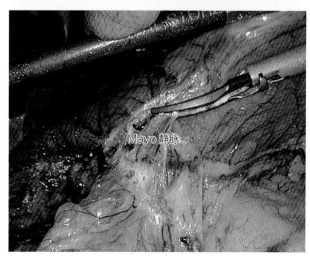

图 4-2-11 切断 C-loop

（五）离断十二指肠

术者换到患者右侧，第 1 助手换到患者左侧。从剑突稍左侧放入肝脏拉钩，用硅胶垫保护肝。肝脏压排力度要适当，这样可以降低术后肝功损伤的发生率。从胰腺上缘游离出胃十二指肠动脉以及肝总动脉周围神经丛外侧的可游离层（图 4-2-12）。确认十二指肠上动脉分支后，系膜后叶的处理变得简单，接下来在胃右动静脉背侧放入纱布，向尾侧牵拉胃。从肝十二指肠韧带前面游离胃右动静脉与十二指肠动静脉之间的无血管区域（图 4-2-13）。接下来，离断数支十二指肠上动静脉（图 4-2-14）。此时，要注意十二指肠血管分出的前叶以及后叶容易损伤出血。取出胃背侧纱布，有必要的话，再离断几支十二指肠上动静脉。用亚甲蓝标记切除线，麻醉师把胃管调整到35cm。用切割闭合器（60mm，蓝色或者紫色钉仓）离断十二指肠（图 4-2-15）。如果进行 Roux-en-Y 重建，则从术者右手戳卡放入切割闭合器，从胃大弯侧向胃小弯侧进行离断。如果进行三角吻合（B-I 重建）则由第 1 助手的右手抓提胃背侧，90°旋转十二指肠，从第 1 助手的左手戳卡放入切割闭合器，从后向前切断十二指肠。

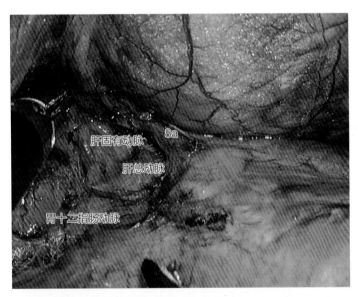

图 4-2-12 肝总动脉周围神经丛，显露游离层

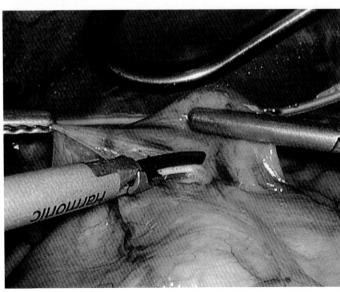

图 4-2-13 切开胃右动静脉与十二指肠上动静脉之间的无血管区

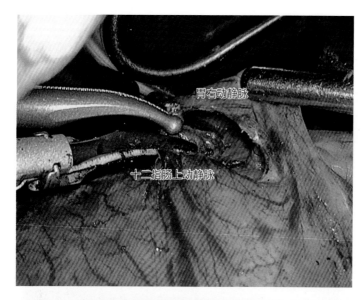

胃右动静脉

十二指肠上动静脉

图 4-2-14　离断十二指肠上动静脉

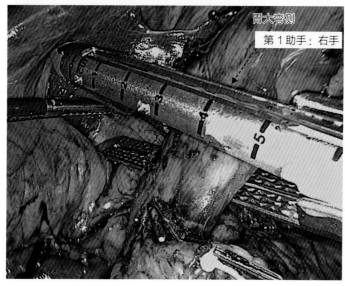

胃大弯侧

第 1 助手：右手

图 4-2-15　离断十二指肠（三角吻合）

（六）廓清 5 组（或 12a 组）淋巴结

先离断十二指肠，这样廓清 5 组淋巴结时视野比较好。第 1 助手左手抓提胃右动静脉血管蒂，右手抓提小网膜。一直在之前显露出的胃十二指肠动脉到肝总动脉的神经外层可游离层进行游离，显露出肝固有动脉的左背侧。再次回到前面，分离肝十二指肠韧带，显露出胃十二指肠动脉，一直到肝固有动脉前面。此时，还残留着十二指肠上动脉中枢侧的组织，有必要的话，一并离断该组织。继续向头侧游离，从肝左动脉前面到达左侧，离断小网膜。游离胃右动脉的腹侧背侧之后，确认无其他动脉分支，一并夹闭胃右动静脉之后，离断该血管（图 4-2-16）。

进行 D2 廓清时，肝固有动脉以及肝总动脉周围的神经组织由术者左手抓提，第 1 助手牵开头侧胃断端与胃右动脉，沿着肝固有动脉以及肝左动脉周围神经组织外侧向头侧游离推进，逐渐变深，多数病例可见背侧的门静脉（图 4-2-17）。最后，游离门静脉左侧的肝十二指肠韧带背侧筋膜，并将其切断，即完成 12a 组淋巴结的廓清。

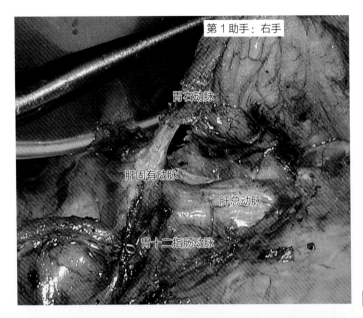

图 4-2-16　5 组淋巴结的廓清

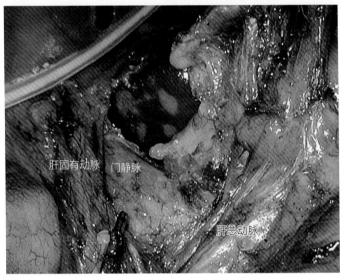

图 4-2-17　12a 组淋巴结的廓清

（七）胰上缘廓清（8a 组、9 组、11p 组淋巴结）

切开贲门右侧的小网膜，游离腹部食管与右侧膈肌脚之间的间隙，沿 Gerota 筋膜的腹侧切开 Toldt 的融合筋膜，游离出 9 组淋巴结的底边，放入纱布（图 4-2-18），术者左手持 Mancina 钳进行微细操作。挤压胰腺是术后发生胰漏的原因，因此尽量不要直接接触胰腺，而是牵引胰腺下缘的结肠系膜，使胰腺向尾侧微转。沿着之前显露出来的肝总动脉周围神经外侧游离层，从右侧向左侧游离胰腺被膜并将其切除（图 4-2-19），同样向左侧紧沿着脾动脉可以游离数厘米的胰腺被膜。廓清肝总动脉背侧时，第 1 助手左手抓提肝动脉周围的神经，使术者一直沿着神经外侧进行游离。从前面继续游离，游离胃左动脉一直到腹腔动脉干周围组织。左侧的结缔组织比较疏松，很容易游离。沿着脾动脉向头侧进入肾前筋膜的疏松层，确认之前将纱布放入胃背侧，一直向头侧游离（图 4-2-20）。同样，右侧也存在神经外侧层面，向头侧继续游离，当两侧游离完成后，此时胃左动脉及其周围组织逐渐直立起来，适当游离动脉周围的神经组织，用非可吸收塑料夹三重夹闭之后将其离断。术前进行 3D CT 重建确认胃左静脉的走行，如果术中一看到胃左静脉就夹闭的话，夹子很容易妨碍后面的淋巴结廓清，因此建议廓清进度差不多了再夹闭胃左静脉。如果是 D1+ 廓清，则建议保留迷走神经，此时沿着胃背侧游离，由胃左动脉左侧的疏松游离层向腹侧游离，则可见迷走神经腹腔支。切断迷走神经腹腔支分出的胃分支后，从胃左动脉周围神经组织游离到腹腔支的远端后，夹闭切断胃左动脉（图 4-2-21）。但如果胃左动脉发出肝左动脉，则应该予以保留肝左动脉，从靠近胃壁一侧离断胃左动脉分支。

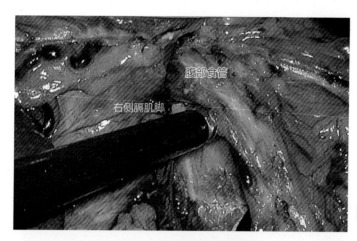

图 4-2-18 游离右侧膈肌脚与腹部食管之间

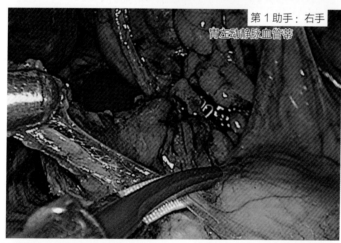

图 4-2-19 切开胰腺上缘被膜

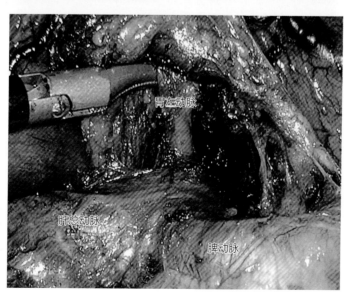

图 4-2-20 离断胃左动脉

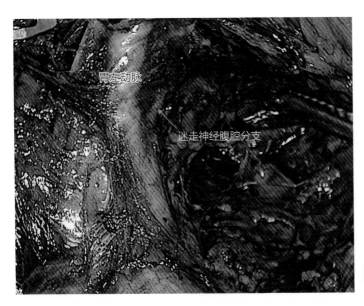

图 4-2-21　保留迷走神经腹腔分支（D1+）

　　离断胃左动脉之后，切除头侧腹腔动脉周围组织，使左右的胃胰皱襞直立起来，逐一切断（内侧游离）（图 4-2-22）。廓清 8a 组淋巴结，第 1 助手的右手抓提胃胰皱襞，左手抓提肝总动脉廓清组织。向深处的腹腔神经节前游离，9 组淋巴结、8a 组淋巴结逐一廓清，最后一并切除肝总动脉背侧组织。

　　8a 组淋巴结廓清结束后，沿着 Toldt 融合筋膜向尾侧游离，显露出胰后筋膜，垂直向腹侧牵拉胃胰皱襞，使胰腺能够直立起来，从后侧确认脾动静脉的走行（图 4-2-23）。11p 组淋巴结的廓清由脾动脉根部向远端推进，廓清的背侧界线以脾静脉为准，但并不是每个病例都能够做到这步，因此进行脾动脉背侧廓清即可。有胃后动脉分出的话，则 11p 组淋巴结廓清的左缘到此为止，胃后动脉要保留下来（图 4-2-24）。

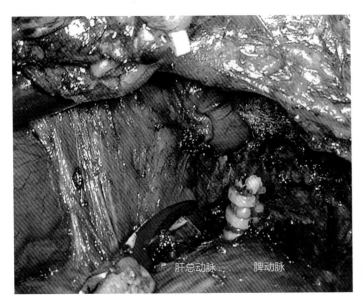

图 4-2-22　通过内侧入路廓清 9 组淋巴结

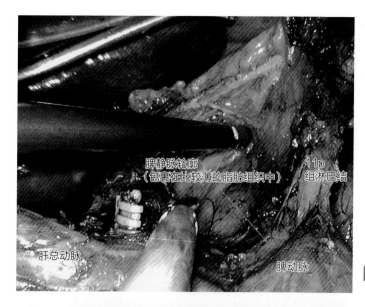

图 4-2-23 廓清 11p 组淋巴结
（背侧面）

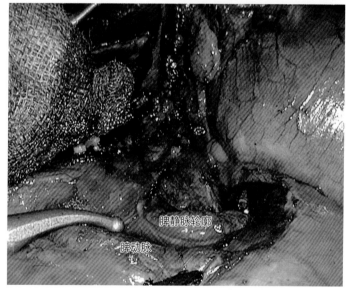

图 4-2-24 廓清 11p 组淋巴结之后

（八）胃小弯侧的廓清（3a 组淋巴结、1 组淋巴结）

沿着廓清 11p 组淋巴结的视野，从背侧廓清胃小弯侧淋巴结。第 1 助手右手抓提小网膜脂肪，左手抓提胃后壁，确认胃壁的营养血管后逐步顺序切开胃小弯侧脂肪组织，如果进展顺利可以使得胃小弯直线化，从背侧尽可能地进行淋巴结廓清（图 4-2-25）。廓清胃小弯侧表面时，第 1 助手左手与右手抓提胃前壁，调整角度以方便术者用超声刀夹闭（图 4-2-26）。一直游离到预定线切离附近，与背侧的切离线相连接，这样头侧的游离也比较简单了。

（九）离断胃

术前点墨标记切除线，用亚甲蓝标记之后，第 1 助手右手抓持胃大弯侧，左手抓持胃小弯侧，术者右手用自动切割闭合器（60mm，蓝色或紫色钉仓）向胃小弯侧离断胃（图 4-2-27），用切割闭合器夹闭之后，观察胃背侧有无其他组织卷入。一般来说，2 个 60mm 的钉仓即可离断胃。

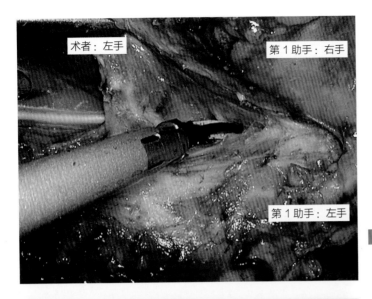

术者：左手

第 1 助手：右手

第 1 助手：左手

图 4-2-25 廓清 3a 组淋巴结、1 组淋巴结（背侧）

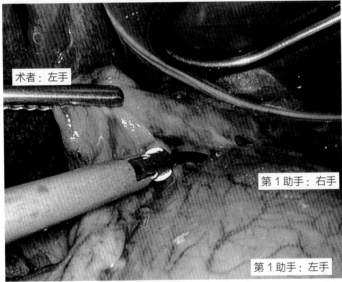

术者：左手

第 1 助手：右手

第 1 助手：左手

图 4-2-26 廓清 3a 组淋巴结、1 组淋巴结（前面）

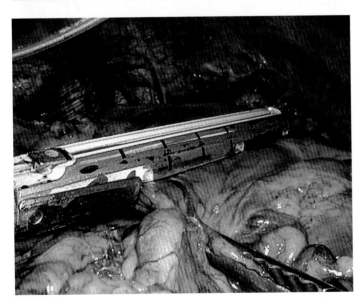

图 4-2-27 离断胃

三、重建（三角吻合、Roux-en-Y 重建）

（一）Roux-en-Y 重建

　　Treitz 韧带肛门侧 20cm 的空肠，用 T 形标记口侧端，防止辨不清头尾。直视下把空肠拉到正中切口下，第 1 助手右手抓提空肠。肚脐切开约 4cm，放入切缘保护器。取出标本，确认肿瘤的深度以及切离断端。

　　体外进行空肠空肠吻合。将小肠提出到体外，观察有无扭转。在预计离断肠管处切开肠系膜，一般不常规离断血管。用切割闭合器（60mm，白色或黄色钉仓）进行离断。空肠断端必须包埋，预防术后发生粘连性肠梗阻。Y 脚一般在 30cm 处，逆蠕动进行空肠空肠侧侧吻合（60mm，白色或黄色钉仓）。观察吻合口无出血之后，连续缝合关闭通用孔。吻合口顶端加强缝合 1 针。向尾侧 6cm 处上提空肠的尖端，在肠系膜对侧打开一小孔，放入直线型切割闭合器的金属侧，肠管全层缝合 1 针，防止吻合钉钻入黏膜下层。肠系膜间隙用 4-0 非可吸收线连续缝合关闭。

　　术者站在患者右侧，第 1 助手在患者左侧（图 4-2-1），简单关闭切口后，重新建立气腹，观察有无肠管扭转。从结肠前上提空肠，在残胃大弯侧切开一小孔，从术者右手戳卡放入切割闭合器（60mm，蓝色或紫色钉仓），首先在空肠侧放入金属底砧侧，残胃端放入吻合钉侧，沿着顺蠕动方向进行侧侧吻合（图 4-2-28）。观察有无吻合口出血，通用孔缝合 3 针，提起吻合口肠管，用切割闭合器（60mm，蓝色或紫色钉仓）关闭通用孔（图 4-2-29）。此时，要注意空肠的输出脚有无狭窄，吻合口加强缝合 1 针。术者移动到患者左侧，对十二指肠断端进行荷包缝合来包埋。Petersen 孔用倒刺线连续缝合。一般从结肠侧开始缝合，最开始要把脂肪垂缝合 1 针，确切关闭间隙。防止上提空肠向左侧下坠，将空肠与结肠缝合 2 针进行固定。

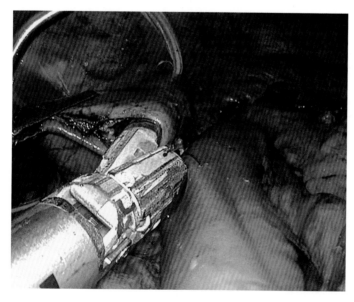

图 4-2-28　Roux-en-Y 重建

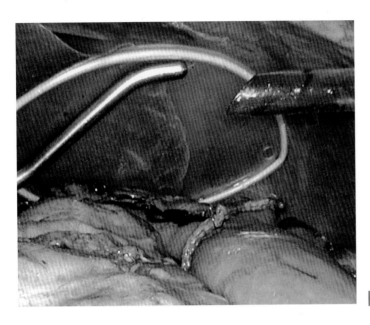

图 4-2-29 Roux-en-Y 重建后

（二）B-I 重建（三角吻合）

B-I 重建一般采用三角吻合。摘除标本前，牵引残胃与十二指肠，观察有无张力（三角吻合适应与否）。如果过度紧张，则尽力游离十二指肠外侧以及离断 1～2 根胃短动脉。如果还是有很大张力，则建议采用 Roux-en-Y 重建。

术者在患者右侧，第 1 助手在患者左侧（图 4-2-1），简单闭合腹部正中切口后重新建立气腹。首先切开残胃后壁，接着在十二指肠后壁打开一小口，从第 1 助手左手戳卡放入一个切割闭合器（60mm，蓝色或紫色钉仓），把钉仓侧放进残胃端，使残胃后壁与十二指肠后壁到达预定吻合线，十二指肠断端放入底砧侧，确定没有肝十二指肠韧带或周围肝脏以及血管被夹入吻合钉内，激发切割闭合器。缝合约 40mm 即可（图 4-2-30）。观察有无出血，通用孔缝合 3 针悬吊起来，缝合时先从头侧开始，其次是尾侧，最后把胃切离线从尾侧向头侧提，胃的缝合线与十二指肠的缝合线尽量不要重叠。保证吻合口足够宽的前提下，有计划地用 2 枚吻合钉关闭通用孔（图 4-2-31）。将胃管位置向残胃方向推进，快速注入 50mL 空气 2 回，进行漏气测试。通用孔后壁的吻合钉有可能造成胃十二指肠动脉出血，因此建议缝合包埋 1 针。

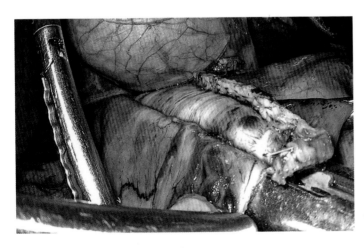

图 4-2-30 三角吻合

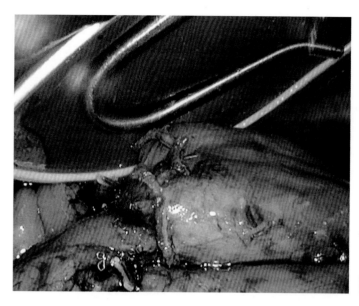

图4-2-31 三角吻合后

（三）放置引流管、关腹

用温生理盐水 1000mL 清洗腹腔，观察有无出血。从右侧季肋部 5mm 戳卡将 19Fr 负压引流管放在胰腺上缘。通过 12mm 戳卡孔在直视下关闭筋膜，清洗皮下，皮肤用 4-0 PDS 进行皮内缝合，结束手术。

四、技术要点

- 术者右侧戳卡对胰腺上缘淋巴结廓清的影响很大。
- 切开脾曲的大网膜时，横结肠与脾脏比较接近，从背侧观看结肠系膜的折返处比较容易，可以防止损伤肠管。
- 首先廓清 6 组淋巴结，沿着胃网膜右动脉到胰十二指肠上前动脉的神经组织都显露出来后比较容易进行廓清。
- 6 组淋巴结廓清时，胰头部有一部分可能向腹侧突出，需要注意观察胰腺头部的脂肪组织与胰腺腺体间组织的界限，避免损伤胰腺。
- 6 组淋巴结以及 9 组淋巴结廓清时，第 1 助手需要调节血管蒂的方向，以便进行廓清。
- 尽量不要直接挤压胰腺，可以向尾侧牵拉结肠系膜或者等切开胰腺被膜后牵拉动脉周围的神经组织进行术野展开。

五、陷阱

- 提出组织标本时很容易撕裂 4sb 组淋巴结的脂肪组织，因此在离断胃网膜左侧动静脉的标本侧也要用金属钛夹夹闭，将标本提出体外之后要观察有无金属钛夹附着。
- Roux-en-Y 重建。
- Roux-en-Y 重建在体外进行时，上提空肠很可能会扭转，因此吻合之前要再次确认 Treitz 韧带与空肠的走向。

- Petersen 孔以及小肠系膜的间隙是发生内疝的危险因素，必须缝合关闭。特别是肥胖的患者术后一般体重降低，导致该间隙增大，容易引起内疝。结肠侧特别容易开大，最开始的 1 针务必挂在脂肪垂上，尽力减少间隙。
- 进行 B-I 重建时，关闭通用孔用的缝合钉后壁必须包埋，防止胃十二指肠动脉出血。

参考文献

[1]　Kanaya S et al：The delta-shaped anastomosis in laparoscopic distal gastrectomy：analysis of the initial 100 consecutive procedures of intracorporeal gastroduodenostomy. Gastric Cancer 14：365-371, 2011.

[2]　Toriumi T et al：Obesity is a risk factor for internal hernia after laparoscopic or robot-assisted gastrectomy with mesenteric defect closure for gastric cancer. Surg Endosc 2019

第 3 节　腹腔镜下保留幽门的胃切除术　▶动画⑥

一、适应证

腹腔镜下保留幽门的胃切除术（Laparoscopic Pylorus Preserving Gastrectomy，LPPG）的适应证为：幽门侧胃切除术可以根治切除的 cT1N0 胃癌中肿瘤肛门侧距幽门环 4cm 以上，内镜检查没有食管裂孔疝，或者仅为轻度疝的病例。75 岁以上的高龄患者担心术后出现残胃排空障碍，也是禁忌证。

二、切除、淋巴结廓清

（一）戳卡放置

通常采用 5 孔法，与腹腔镜下幽门侧胃切除术（LDG）D1+ 廓清一样进行戳卡配置，请参照上一节。

（二）气腹压

气腹压通常为 10mmHg，肥胖患者气腹压一般为 12 ~ 13mmHg。

（三）切开网膜囊腔，进行 4d 组淋巴结廓清，游离结肠肝曲

网膜囊腔的左侧粘连较少，一般从患者左侧开始游离（图 4-3-1）。首先进行 4sb 组淋巴结的廓清，具体操作请参考 LDG 以及腹腔镜下胃全切除术（LTG）中的切除。4sb 组淋巴结廓清之后，第 1 助手移动到患者左侧，术者的左手牵拉大网膜，第 1 助手双手抓提胃网膜右动脉（RGEA）的血管蒂向腹侧牵拉，术者右手持超声刀切开大网膜。靠近右侧网膜囊时，粘连逐渐变紧，大网膜、结肠系膜与胃之间的粘连尽量靠近胃一侧切开，尽量防止损伤胰腺与结肠系膜。

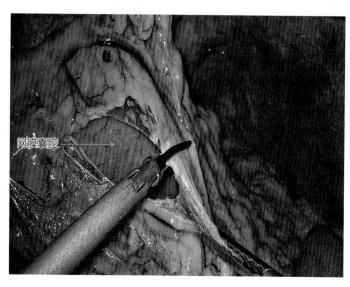

网膜囊腔

图 4-3-1　开放网膜囊腔

(四) 6v 组淋巴结的廓清

以前的操作一直保留幽门下静脉 (IPV), 但是笔者所在医院的回顾性研究发现, 在 IPV 切除后的生存质量 (QOL) 以及并发症方面基本没什么差异。因此, 近年来不再保留 IPV。

充分开放大网膜, 游离胃后壁与胰腺之间的粘连组织, 首先显露出胃十二指肠动脉 (GDA)。一直游离 GDA 到肝总动脉 (CHA), 到达 CHA 的神经外侧之后一直保持在这个层面游离, 将 GDA 作为胰腺上缘廓清的起始标志。接着, 充分游离结肠系膜直到看到副右结肠静脉 (图 4-3-2)。从胰腺下缘向头腹侧廓清脂肪组织 (图 4-3-3)。胰腺头部比较容易被悬吊起来, 游离时需要防止损伤胰腺。向腹侧头侧游离脂肪之后可见胃网膜右静脉 (RGEV), 继续向左侧游离的话, 可见胰十二指肠上前静脉 (ASPDV), 在此水平处理 RGEV (图 4-3-4)。此时, 胰前筋膜可游离层 ASPDA 的神经外侧层是可游离层。沿着该层向上方游离可看见胃网膜右动脉 (RGEA) 以及幽门下动脉 (IPA), 完成 6v 组淋巴结的廓清。

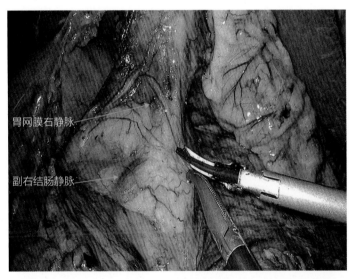

胃网膜右静脉

副右结肠静脉

图 4-3-2　向尾侧游离结肠系膜

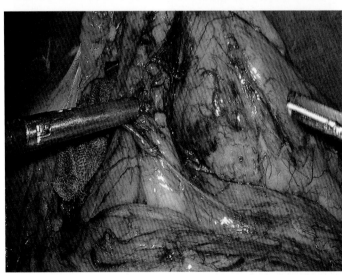

图 4-3-3　廓清 6v 组淋巴结

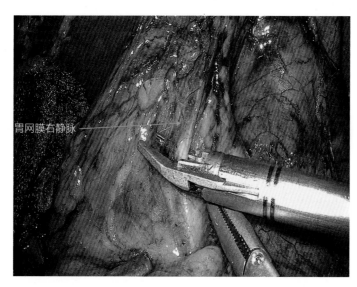

胃网膜右静脉

图 4-3-4 夹闭胃网膜右静脉

（五）6a 组淋巴结的廓清

若保留 IPA，则 6i 组淋巴结不用廓清。确定 IPA 与 RGEA 后，处理血管分支附近 RGEA 周围的神经，之后操作起来比较简单（图 4-3-5）。

从前面开始游离胃。第 1 助手用左手中的钳子抓提胃前壁幽门部向右侧牵拉（图 4-3-6）。

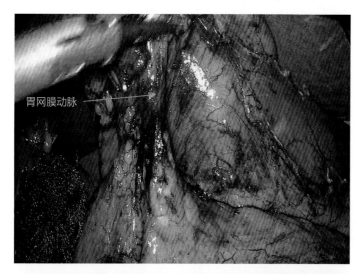

胃网膜动脉

图 4-3-5 显露胃网膜右动脉

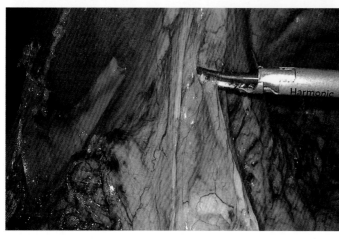

图 4-3-6 从前面游离 6 组淋巴结

术者左手钳子与第 1 助手右手钳子牵引 6a 组淋巴结的脂肪，用超声刀切开脂肪浆膜，此时需要注意防止损伤 IPA，尽量靠近胃侧切开浆膜即可进入 6a 组淋巴结与 6i 组淋巴结的可游离层面（图 4-3-7）。确认 RGEA 分支之后（图 4-3-8），切离 1~2 根胃侧分支，一直游离到 RGEA 与 IPA 的分支部。在此处理 RGEA（图 4-3-9）。之后，游离大网膜到切除预定线，结束 4d 组淋巴结以及 6 组淋巴结的廓清。

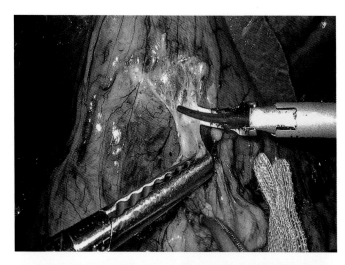

图 4-3-7　游离 6a 组与 6i 组淋巴结的分界区域

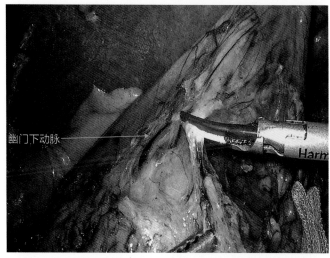

图 4-3-8　胃网膜右动脉与幽门下动脉的分支处

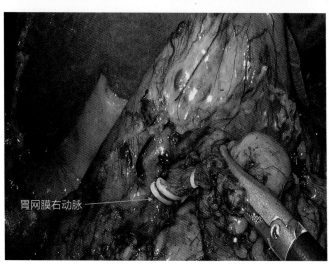

图 4-3-9　夹闭胃网膜右动脉

如果要安全廓清 6a 组淋巴结，需要注意 ASPDA、GDA 以及 IPA 的血管解剖。这些解剖学结构的位置关系单靠造影 CT 是很难把握的。本视频收录的病例中，IPA 是由 ASPDA 分支发出来的，RGEA 与 IPA 为独立分支的比较容易把握。IPA 从 RGEA 分出的病例，离断 RGEA 之后，就不能保留 IPA，这是值得注意的事项。IPA 从 GDA 分出的话，IPA 与 RGEA 比较好辨认。但一般不要拘泥于后侧壁一个入路，需要从前后两侧仔细辨认，细心分离。

（六）5 组淋巴结廓清，保留胃右动脉

《胃癌取扱い規約》规定行保留幽门的胃切除术（PPG）时不用廓清 5 组淋巴结。但是在日本静冈癌中心，尽可能保留胃右动脉（RGA），且廓清 5 组淋巴结。

术者位于患者右侧，第 1 助手右手钳子与术者左手钳子抓提胃右动脉（RGA）并向上方牵引，第 1 助手左手钳子把胃向下方牵引，注意不要损伤 RGA，在 RGA 神经外侧层用超声刀游离周围的脂肪组织（图 4-3-10）。接下来，切离小网膜至预定切除线处，进行 3b 组淋巴结廓清。然后用 3 排钉的 60mm 切割闭合器离断胃的肛门侧（图 4-3-11）。

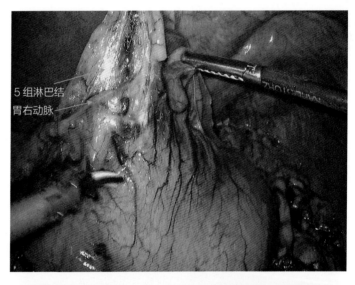

图 4-3-10　保留胃右动脉的 5 组淋巴结廓清

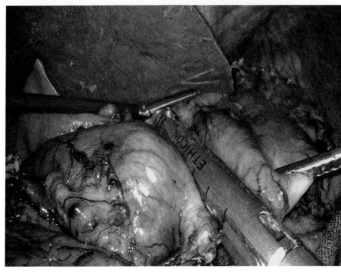

图 4-3-11　离断胃的肛门侧

（七）胰上缘的廓清

　　沿着 GDA 神经外层面一直游离至 8a 组淋巴结（图 4-3-12），从右侧向左侧方向推进，直到显露出腹腔动脉干（Celiac axis）根部以及脾动脉（SPA）根部。

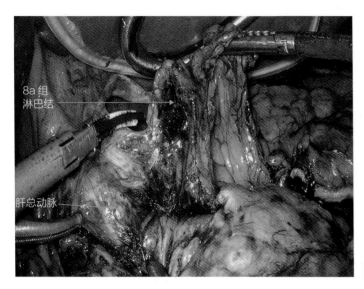

图 4-3-12　8a 组淋巴结的廓清

（八）保留迷走神经干腹腔支

　　在日本静冈癌中心保留幽门胃切除术原则上是保留迷走神经干腹腔支。胃左动脉（LGA）的左右两侧有比较疏松的结缔组织，比较容易到达胃左动脉周围神经外层（图 4-3-13）。从两侧夹击分离胃左动脉周围疏松组织后，可见 LGA 背侧迷走神经腹腔支，像在层状脂肪组织内走行一样（图 4-3-14）。拙劣地游离该神经，可能造成不必要的出血以及损伤腹腔支的神经，因此建议第 1 助手确切地抓提层状脂肪组织，术者沿着该层状组织一直游离到胃的后侧（图 4-3-15），这样既可以避免廓清不力，也可以确切保留腹腔支。

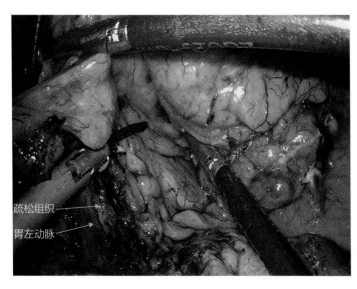

图 4-3-13　廓清胃左动脉周围疏松组织

　　尽量游离开胃左动脉周围的神经组织，比平时更加靠近胃一侧游离，确切保留下来腹腔支之后，双重夹闭胃左动脉后离断（图4-3-16）。之后用超声刀离断腹腔支神经分出的胃支神经，一直游离到食管下段显露出腹腔支，这个部位廓清结束，之后的1组、3a组淋巴结廓清请参考LDG。

　　由麻醉科医师调整胃管的位置，防止操作时一起离断了胃管。用亚甲蓝标记切离线，3排钉的60mm切割闭合器离断胃，之后将肚脐切开约4cm，取出胃。

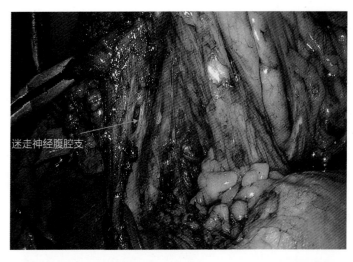

图4-3-14　显露迷走神经腹腔支

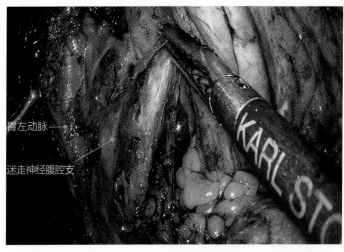

图4-3-15　胃左动脉与迷走神经腹腔支

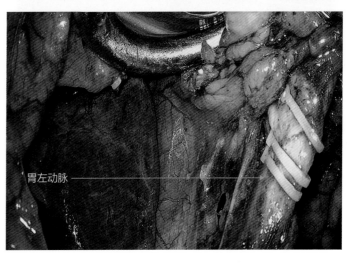

图4-3-16　夹闭胃左动脉

三、重建

（一）用器械进行三角吻合

PPG 用功能性端端（FEEA 型）三角吻合（或 Delta 吻合）可能离断幽门环，损坏残留肛门侧的胃壁功能，因此在日本静冈癌中心主要以端端三角吻合为主。Delta 吻合与三角吻合各有异同。与 Delta 吻合一样，三角吻合也是在口侧和肛门侧的胃大弯侧开一小孔，放入切割闭合器。而 Delta 吻合与三角吻合最大的不同点在于，其肛门侧切离线基本不用向肛门侧偏移，基本上是平行于切离线的。因此，需要在胃小弯侧也打开一小孔，使肛门侧切割闭合器穿过胃小弯侧孔，进行吻合（图 4-3-17）。之后把肛门侧所有的吻合钉剪掉，此时，基本上只有半圈缝合钉。前壁缝合 3～4 针用作支持线，之后用 2～3 个吻合钉（图 4-3-18）进行前壁缝合（图 4-3-19）。

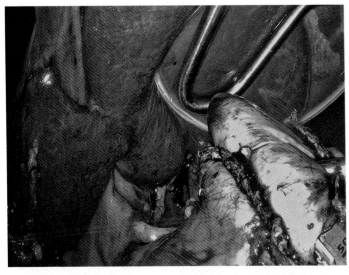

图 4-3-17　用切割闭合器缝合后壁

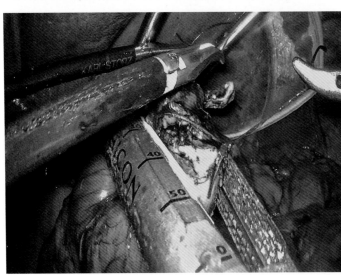

图 4-3-18　用切割闭合器缝合前壁

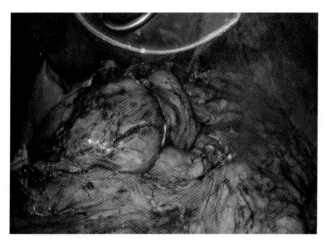

图 4-3-19　吻合完成图

（二）手工吻合

　　肛门侧残胃较小时一般采用手工吻合。LPPG 刚导入时在上腹部切开 5cm 的开口，进行直视下的 Gambee 吻合，现在基本上是在全腹腔镜下吻合。与器械吻合一样，用切割闭合器进行后壁吻合（图 4-3-20）之后，剪掉前壁吻合钉，大约残留 2/3（图 4-3-21），用可吸收线进行连续黏膜 – 黏膜、浆膜 – 浆膜的层对层缝合（图 4-3-22，黏膜层；图 4-3-23，浆膜层），吻合完后的后壁请参考图 4-3-24，前壁请参考图 4-3-25。

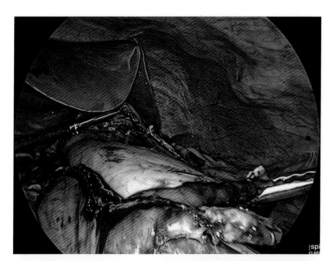

图 4-3-20　手工吻合时，缝合口侧与肛门侧残胃的后壁

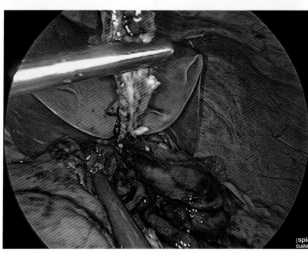

图 4-3-21　手工吻合时，剪掉前壁吻合钉

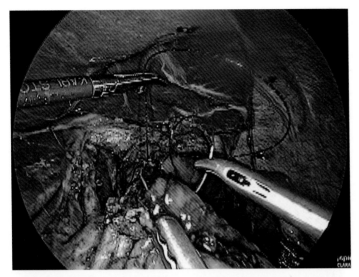

图 4-3-22　手工吻合时，连续缝合黏膜层

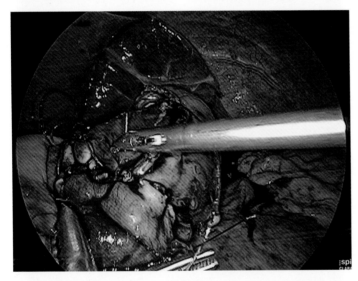

图 4-3-23　手工吻合时，连续缝合浆膜层

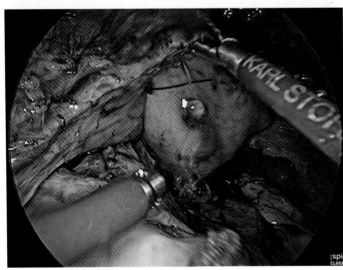

图 4-3-24　后壁手工吻合完成图

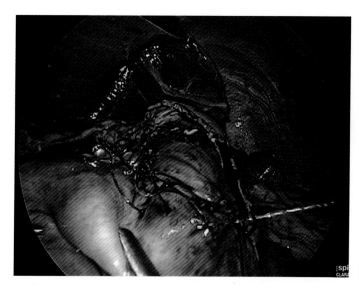

图 4-3-25　前壁手工吻合完成图

（三）测漏试验、引流管的放置

确切止血后，用 1000 ~ 2000mL 的生理盐水彻底清洗腹腔，调整胃管进行测漏试验，从胃小弯侧放入一根 19Fr 的负压吸引引流管到胃吻合口后壁（图 4-3-26）。

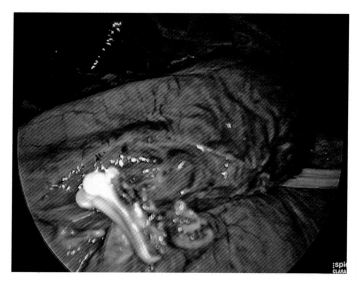

图 4-3-26　放置引流管

▌ 四、技术要点

- 既要保留幽门下动脉（IPA）又要廓清完 6 组淋巴结，单从胃后面很难做到，需要前后夹击。
- 廓清 6 组淋巴结时需要注意不同的动脉分型，避免造成损伤。
- 保留迷走神经腹腔支时，尽量避免看到腹腔支后立即进行全周性游离，一定要保证将神经周围的脂肪组织作为一个整体，"整块状"游离。
- 重建时，注意胃的切除线方向。手工吻合时，需要缝合的范围较长，平时需要多练习缝合结扎技术。

五、陷阱

- ASPDA、RGEA、IPA 血管有分支变异，一不小心可能切离 IPA。特别是 IPA 从 RGEA 或者 GDA 分出时，值得注意。
- 确认迷走神经腹腔支时，着急去游离胃左动脉后侧，可能导致该神经损伤。
- 吻合部到幽门环不足 4cm 时，可能导致术后胆汁反流、胃内瘀滞等，影响患者的生活质量。

参考文献

[1] Kaji S et al. Preventive effect on delayed gastric emptying of preserving the infra-pyloric vein in laparoscopic pylorus-preserving gastrectomy for early gastric cancer. Surg Endosc Oct 9. doi: 10.1007/s00464-019-07151-9

第 4 节 ▶ 腹腔镜下贲门侧胃切除术 ▶ 动画⑦

▌一、适应证

对于位于胃上段（U）区域的 cT1N0 肿瘤，且残胃保留 1/2 的病例，可以进行腹腔镜下贲门侧胃切除术。此外，近年该术式不仅局限于胃上段，有食管浸润的食管胃结合部癌，也是该术式的适应证。残胃有 2/3 以上的病例，则采用双肌瓣重建法。残胃比较小且有食管浸润、吻合位置较高的病例，则采用双通道法。特别是双肌瓣重建法，缝合结扎较多，腹腔镜下手术难度较大，一般建议在机器人辅助下进行手术。

▌二、切除、淋巴结廓清

此节对没有食管浸润的上段胃癌行腹腔镜下贲门侧胃切除术以及淋巴结廓清进行解说。

（一）体位、戳卡放置

如前所述，腹腔镜下手术患者全都采用水平开脚位，脐正中放置 12mm 腹腔镜戳卡，左右侧腹部放置 12mm 戳卡，左右季肋部放置 5mm 戳卡，形成倒梯形。行贲门侧胃切除术时，如果是体形较大的男性患者，一般的戳卡放置，术者右手很难到达贲门周围以及脾胃韧带。此时建议术者右手的 12mm 戳卡放置在比一般的位置稍微高一些，即以右季肋部与肚脐连线的中点靠头侧为宜。游离脾胃韧带时，采用头高左侧高位，应用重力使脾胃韧带伸展开来。此外，剑突左侧的肝脏拉钩要确保肝左叶在术中压排适当，保证食管周围的术野能正常展开。特别是下纵隔淋巴结廓清以及高位吻合时，肝脏压排非常重要。在拉钩与肝脏之间放置一块椭圆形硅胶垫盘来保护肝脏。

（二）开放网膜囊、离断脾胃韧带

第 1 助手上提胃网膜左血管蒂，向左侧切开大网膜，游离网膜囊内没有粘连的区域，充分开放网膜囊。从网膜囊内侧观察结肠系膜血管，注意勿损伤结肠壁。此时，首先游离胃后壁，容易掌握胃的解剖。接着，由胃网膜左动静脉向脾脏下极游离，确认脾脏，掌握胃网膜左动静脉的走向。第 1 助手的右手钳子抓住胃体上部后壁，向腹侧内侧展开，使脾胃系膜展开。对于内脏脂肪较少的病例，则先切开胃胰皱襞的左侧，显露出横膈脚左侧，确认脾上极。使脾胃韧带直线化，方便后续的操作（图 4-4-1）。充分上提胃，使脾胃韧带伸展开来，逐步离断后确认胃短动脉，保留脾脏营养血管分支后，离断胃短动脉。

（三）廓清胰腺上缘

向右侧游离大网膜，为了确保胰腺上缘的术野，尽可能游离大网膜到 6 组淋巴结血管蒂周围，将结肠系膜向尾侧游离。

第 1 助手右手抓提胃左动脉血管蒂向腹侧抬起，使胃向头侧倾倒（图 4-4-2），显露胰腺上缘。第 1 助手用左手钳子抓住胰腺下缘的结肠系膜向尾侧拖转，使胰腺向尾侧倾转，协助术者展开胰腺

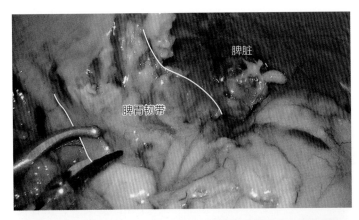

图 4-4-1　脾胃韧带的处理
切开脾胃韧带左侧，直到确认食管左侧，该处为脾胃韧带的游离终点。

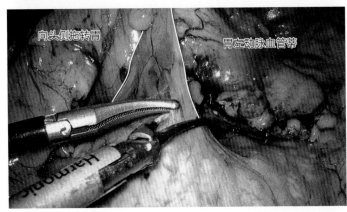

图 4-4-2　胰腺上缘廓清的术野展开

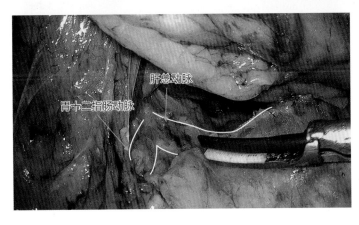

图 4-4-3　廓清胰腺上缘
确认胃十二指肠动脉与肝总动脉的分支点，该处为胰腺上缘的廓清起点。

上缘术野。先切开比较紧张的胰腺上缘浆膜，在肝总动脉血管周围神经层外侧的疏松结缔组织内进行游离。此时，确定胃十二指肠动脉、肝总动脉的分支点之后，以此为起点，向胃左动脉根部进行游离，游离 8a 组淋巴结（图 4-4-3），胃左静脉的走行一般分两种：①肝总动脉背侧。②脾动脉的腹侧。对于第一种情况，离断胃左动脉后离断胃左静脉；对于第二种情况，首先廓清胰上缘，之后再离断胃左静脉。此外，将胃左动脉的左侧疏松结缔组织向头侧的横膈脚游离。在胃左动脉背侧确认迷走神经腹腔支，并且予以保留。廓清 11p 组淋巴结时，从头侧的 Toldt 融合筋膜开始游离。使 11p 组淋巴结能够直立起来，这样比较容易进行游离。此时，在直立悬吊的 11p 组淋巴结前面注意别损伤脾动脉。细心游离胰腺上缘（图 4-4-4）。

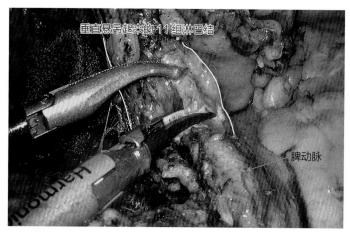

图 4-4-4 廓清 11p 组淋巴结

从头侧的 Toldt 融合筋膜开始游离。使 11p 组淋巴结能够直立起来，便于进行廓清。

（四）游离腹部食管周围

游离 Toldt 融合筋膜时，可以发现从后腹膜发出的左横膈下动脉的食管贲门支。不要损伤膈下动脉，在贲门支分出之后离断该血管（图 4-4-5），双通道重建法与双肌瓣重建法均需要有足够的食管长度，双肌瓣重建法一般需要食管长度在 5cm 左右。充分游离纵隔内的横膈肌以及其与食管之间的组织。此外，尽量游离出腹部食管胃侧周围脂肪组织，直到可看清 His 角。没有浸润到食管的病例则靠近食管胃结合部离断。离断食管时，从患者右侧术者右手戳卡放入切割闭合器，在日本静冈癌中心一般是从患者右侧向左侧方向离断食管，并没有特意旋转食管（图 4-4-6）。

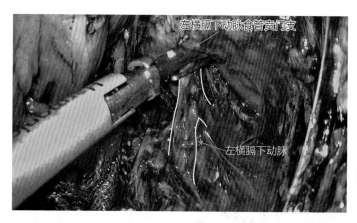

图 4-4-5 处理食管贲门支

不要损伤左横膈下动脉，在贲门支分出之后离断该血管。

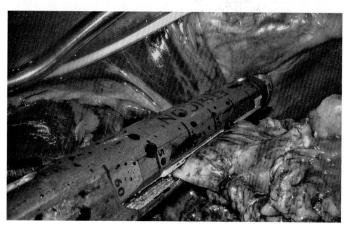

图 4-4-6 离断食管

不管是双通道法还是双肌瓣重建法，均是用切割闭合器在自然状态下切断食管。一般不用特意旋转食管。

（五）离断胃

经脐小开腹约 4cm，放入切缘保护器，取出胃，仔细离断胃大弯、胃小弯的血管以及处理周围的脂肪组织，通常术前在内镜下用夹子标记肛门侧断端。这样可以指引术者，术者手指触摸夹子后用切割闭合器离断，整个过程也变得很简单。且即使病变向肛门侧延伸，也可以确切切除干净。

三、重建方法（双通道重建法、双肌瓣重建法）

（一）双通道重建法

用亚甲蓝在 Treitz 韧带尾侧 20cm 空肠处标记好，通过经脐小开腹把空肠提出体外，用切割闭合器离断空肠。确认食管空肠吻合没有张力，如果有必要则结扎离断边缘动脉，即便如此还是不能上提空肠，继续离断空肠动脉。离断空肠动脉时要用血管钳暂时夹闭观察上提的空肠有无缺血。务必要保证上提空肠的血供良好且无张力。食管空肠用 Overlap 法吻合时，断端吻合钉要包埋，在距离断端约 5cm 处的肛门侧肠系膜对侧打开一小孔，放入切割闭合器。如果是 FEEA 吻合，则在打开一小部分的肠系膜后对侧用切割闭合器进行吻合。

经脐小切口盖上切口保护套（Free access），重新建立气腹，进行腹腔镜操作。切掉 1/3 的食管断端左侧的吻合钉，做成切割闭合器插入孔，调整经鼻胃管，使之通过食管断端小孔（图 4-4-7）。此外，为了防止切割闭合器底砧误入黏膜下，对食管断端小切口孔的前壁以及后壁全层各缝合 1 针（图 4-4-8）。经结肠前上提空肠，用 Overlap 法吻合时，把吻合钉一侧放入空肠开孔里，食管侧放入吻合底砧进行吻合。

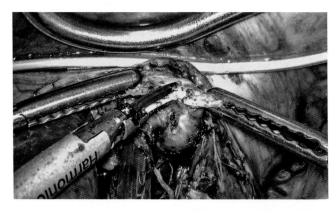

图 4-4-7　切割闭合器插入孔的制作

切开食管左侧，制作切割闭合器插入孔。调整胃管位置，使之通过食管断端小孔，这样超声刀容易切开小孔。

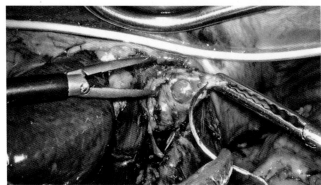

图 4-4-8　缝合食管黏膜

防止吻合器底砧误入黏膜下层，在 0 点、6 点方向结扎缝合 2 针。

　　食管空肠吻合部可能通过食管裂孔缩进纵隔内，造成吻合部扭转，导致梗阻，因此必须在吻合口食管一侧缝合几针使食管固定在横膈脚上。

　　将切割闭合器钉仓侧放入空肠，底砧侧插入食管小孔，按照顺蠕动方向，使食管与空肠相协调，确保有 4cm 长度的侧侧吻合。通用孔用 3-0 倒刺可吸收线进行连续吻合使其闭锁。

　　FEEA 法的操作也是相同的，在空肠断端制作插入孔，放入切割闭合器的吻合钉侧，底砧侧插入食管小孔，按照逆蠕动方向进行侧侧吻合（图 4-4-9），与 Overlap 法不同的是，输出通路与通用孔方向相反，通用孔可以简单缝合 3 针，然后用切割闭合器离断即可关闭。相对来说，FEEA 法可以不用体腔内缝合，操作起来比较简便（图 4-4-10）。食管空肠吻合部可能通过食管裂孔缩进纵隔内，造成吻合部扭转，导致梗阻，因此必须在吻合口食管一侧缝合几针使食管固定在横膈脚上（图 4-4-11）。此外，游离操作势必造成横膈裂孔增大，需要单结扎缝合几针，适当缩小食管裂孔。

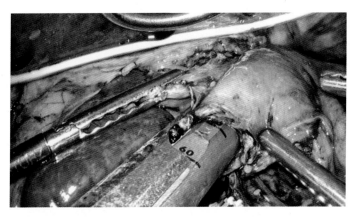

图 4-4-9　FEEA 法重建食管空肠
用切割闭合器对食管与空肠进行逆蠕动吻合。

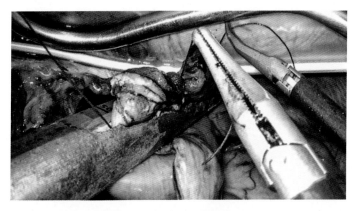

图 4-4-10　关闭通用孔
通用孔缝合 3 针作为支持线，用切割闭合器将其关闭。

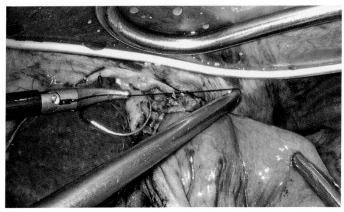

图 4-4-11　吻合口与横膈固定

食管空肠吻合与空肠残胃吻合之间的距离，以相距 10cm 为宜，这样可以防止反流。在残胃大弯的前壁侧打开一小孔，放入切割闭合器，与残胃断端相平行进行吻合。此时需要注意胃壁血流，最好能保证胃的断端吻合钉与胃空肠吻合口有 2cm 以上的距离，这样可避免损伤胃壁短栅栏状的血管，减少缺血情况的发生。通用孔用切割闭合器或者手工缝合闭锁。

如何进行安全的 Y 脚吻合，也需要一些技巧。在进行食管空肠吻合前，为了防止空肠扭转，事先简单进行 Y 脚固定。从小开腹切口将空肠提出体外，空肠残胃吻合距 Y 脚之间至少留 30cm，以进行吻合。Treitz 融合韧带侧的空肠与上提空肠用切割闭合器进行侧侧吻合，通用孔通过手工吻合闭锁。为了防止发生内疝，在开腹直视下用 4-0 非可吸收线缝合 Y 脚吻合口周围空肠系膜间隙，Petersen 孔则在腹腔镜下用 3-0 倒刺非可吸收线进行连续缝合来关闭。

（二）双肌瓣重建法

从正中小切口开腹提出残胃至体外，制作胃壁肌瓣。该法只适用于残胃可以上提至食管断端且残胃有 2/3 以上的病例。残胃过小则改为双通道重建法。

按横 2.5cm 竖 3.5cm 做成 H 形的胃壁肌瓣（图 4-4-12）。离口侧胃断端 1.5 ~ 2cm 处制作胃壁肌瓣，防止胃壁缺血。用电刀在浆肌层进行游离，把黏膜下层血管向下分离（图 4-4-13），胃壁血管网比较发达，如损伤血管，则止血比较困难，因此出血时务必彻底止血。若游离过深造成胃壁缺损，则可以用可吸收线缝合 1 针，一般没有问题。如果食管断端太粗，可能造成术后狭窄。因此，肛门侧的肌瓣需要比 2.5cm 更大一些。调整肌瓣像梯形一样，在吻合预定线，肌瓣下方 5mm 处横向切开 1 ~ 1.5cm 长的小口，以便与食管断端口径一致。此外，食管残胃固定时，为了便于观察，在胃壁肌瓣上段用亚甲蓝分 4 点均匀标记（图 4-4-14），肌瓣下方正中央也标记好，回到体腔内进行操作。

因为食管、胃、左侧肝脏都比较近，很难进行体腔内均匀缝合操作。所以应直视下标记好 4 等份。重新建立气腹后回到腹腔内操作。首先在食管断端口侧 5cm 处与残胃用 3-0 可吸收线进行单结缝合 4 针固定。固定位点以之前的标记为准。此时操作术野相当狭窄，运针较为困难，需要非常有耐心地缝合固定好（图 4-4-15）。固定时尽量靠近食管的口侧端，这样可以减少后续吻合的张力，使后来的吻合较为轻松，且减少食管反流，这是双肌瓣重建法最核心的操作。此外，固定用的

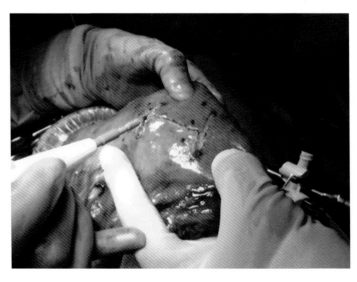

图 4-4-12 双肌瓣重建法
横 2.5cm 竖 3.5cm 做成 H 形的胃壁肌瓣。

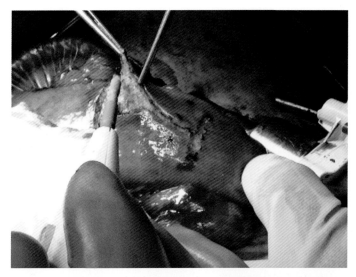

图 4-4-13　肌瓣制作

用电刀在浆肌层进行游离，把黏膜下层血管向下分离。

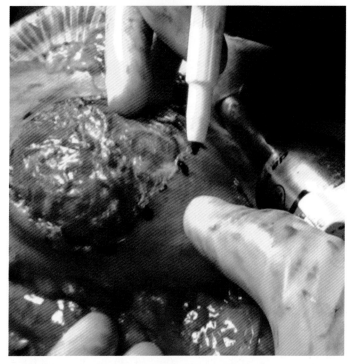

图 4-4-14　为了便于将食管断端与残胃进行固定，事先标记好固定位置

进行体腔内吻合时，为了方便残胃与食管吻合，在胃壁肌瓣的上段进行 4 点标记。

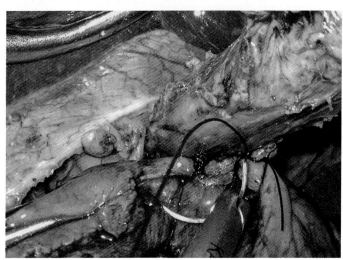

图 4-4-15　食管断端与残胃固定

食管断端口侧 5cm 处后壁与胃肌瓣的上缘相固定。

两端线结需留长一些，最后关闭胃壁肌瓣时用作解剖参照点（图4-4-16）。接着牵引食管断端，残胃浆膜层用3-0可吸收线左右缝合2针固定，作为支持线。切断食管断端，用2根3-0倒刺可吸收线固定两侧，进行食管残胃后壁连续缝合（图4-4-17）。前壁缝合也分两层缝合，胃壁、食管黏膜、黏膜下层用倒刺可吸收线从两侧进行连续缝合。浆膜肌层则用可吸收线进行结节缝合。胃壁肌瓣也用3-0可吸收线进行单结缝合。一开始在肌瓣下端的正中央做标记，相互固定好，此时用可吸收线把肌瓣—胃壁—肌瓣三者一起固定于正中央标记处（图4-4-18）。切除胃壁肌瓣上段角边，做成衣袖状，以食管断端与残胃两端的固定线为参照，从里到外固定好胃壁肌瓣（图4-4-19）。

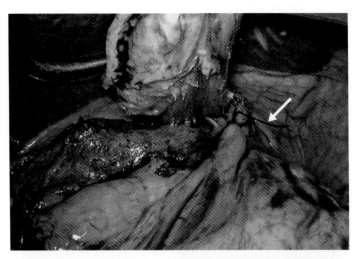

图 4-4-16 胃壁肌瓣的固定终点标记

固定用的两端线结需留长一些，在最后关闭胃壁肌瓣时用作解剖参照点。

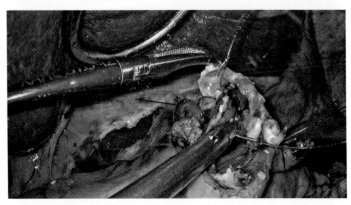

图 4-4-17 后壁缝合

用2根3-0倒刺可吸收线固定于两侧，将食管全层与残胃的黏膜下层进行连续缝合。

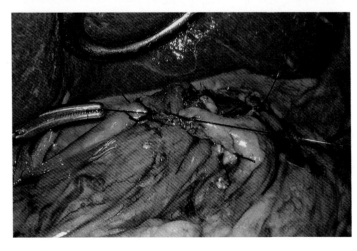

图 4-4-18 胃壁肌瓣固定

用可吸收线把肌瓣—胃壁—肌瓣三者一起固定于正中央标记点处。

此时，特别是左侧黏膜容易突出来，需要确切缝合好。为了缩短胃壁肌瓣下端的缝合时间，可以用倒刺可吸收线进行连续缝合。固定肌瓣时，为了防止发生吻合口漏，一般进行比较密集的缝合。为了防止吻合口缩回到纵隔内，我们把横膈脚与食管用3-0可吸收线固定数针（图4-4-20）。最后通过术中内镜进行检查，观察有无漏或狭窄。

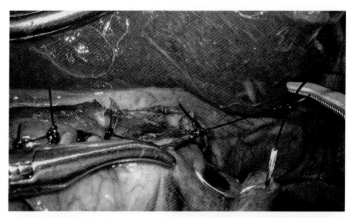

图4-4-19 固定胃壁肌瓣
以食管断端与残胃两端的固定线为参照，从里到外固定好胃壁肌瓣。

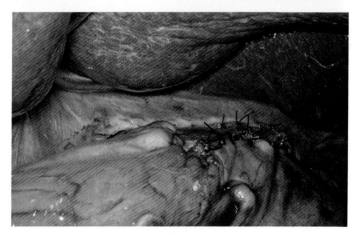

图4-4-20 双肌瓣重建法完成后的图像

四、技术要点

- 处理脾胃韧带时，对于内脏脂肪较少的病例，可以从脾胃韧带左侧向横膈脚游离，确认好脾脏，使脾胃韧带直线化，这样比较容易进行处理。
- 为了确切吻合，不管是双肌瓣重建法还是双通道重建法，都需要充分游离腹部食管，以保证吻合时有足够的长度。
- 胃壁肌瓣缝合过紧可能导致术后吻合口狭窄。食管粗细因人而异，在制作胃壁肌瓣时，如果食管较粗，可以调整肌瓣下端的切口横径大于2.5cm。这样可以预防术后狭窄。

五、陷阱

在双肌瓣重建法的胃壁肌瓣背侧浆肌层进行游离之后，剩下的黏膜以及黏膜下层是比较脆弱的，在固定胃壁肌瓣时如果太松，可能使游离下来的黏膜下层脱落而导致吻合口漏。既要防止出现吻合口狭窄又要避免太松而导致吻合口漏。最后，为了防止吻合口漏，一定要紧密缝合胃壁肌瓣。

参考文献

[1]　上川康明：噴門側胃切除後の逆流防止を目指した新しい食道胃吻合法. 消化器外科 24：1053, 2001
[2]　篠原 尚：胃癌に対する系統的膵周囲リンパ節郭清—腸間膜の「? 離可能層」とその意義. 手術 68：23, 2014

▶️ 动画⑧

第 5 节　腹腔镜下胃全切除术

一、适应证

腹腔镜下胃全切除术（LTG）的适应证为食管无浸润、幽门侧胃切除术或者贲门侧胃切除术不能根治的 cT1N0-2、cT2N0-1、cT3N0 等病例。但是患有胃大弯侧浸润的 cT2/T3 肿瘤时，需要切除脾脏，一般不建议行腹腔镜手术。

二、切除、淋巴结廓清

（一）体位、戳卡放置

通常采用 5 孔法，右下方稍靠近内侧放置 12mm 戳卡，一般位于右上方季肋部 5mm 戳卡与脐中央的腹腔镜戳卡中点上方，这样在廓清胰腺上缘特别是 11p 组、11d 组淋巴结时，避免超声刀与胰腺接触。但是这种戳卡配置，可能在完全腹腔镜下吻合时对腹腔内吻合的结扎缝合要求较高，需平时多进行缝合打结训练。

（二）气腹压

通常用 10mmHg，肥胖患者用 12～13mmHg。

（三）6 组、4d 组、12a 组淋巴结的廓清

6 组、4d 组、12a 组淋巴结的廓清请参考腹腔镜下幽门侧胃切除术（LDG）的 D1+ 廓清以及 D2 廓清。但是，我们一般按照治疗指南进行淋巴结廓清，因此在胃上段的肿瘤也与通常的 LDG 一样进行廓清。特别是关于 6 组淋巴结廓清，一般按以下流程进行：①充分游离结肠肝曲。②确定胃十二指肠动脉（GDA）。③确定胰十二指肠上前静脉（ASPDV），切断胃网膜右静脉（RGEV）。④廓清胰十二指肠上前动脉（ASPDA）神经前层的 6i 组淋巴结。⑤确定胃网膜右动脉（RGEA）以及幽门下动脉（IPA）分支后，进行 6a/6i 组淋巴结的廓清。

（四）4sb 组淋巴结的廓清

cT1、cT2 的病例不论有无淋巴结转移均无须切除大网膜。如果是 cT3 的病例，需要切除大网膜。接下来将介绍保留大网膜的术式。

一般来说，网膜囊左侧较右侧粘连少，从左侧比较容易切开大网膜。术者站在患者的右侧，第 1 助手的左手钳子与术者的左手钳子牵引大网膜，术者右手超声刀切断大网膜（图 4-5-1）。第 1 助手右手抓提胃后壁向右侧靠近肝镰状韧带，这样比较容易展开术野。大网膜分支血管原则上可以直接用超声刀夹闭凝固，切开大网膜时，一般需要注意：①超声刀不要损伤结肠。②大网膜血管分支要确切凝固止血，超声刀尖端夹闭不全可能会导致不必要的出血。③胰腺与胃后壁有纤维性粘连时，需要首先松解粘连（图 4-5-2）。

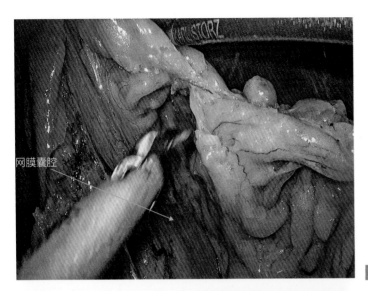

网膜囊腔

图 4-5-1　切开大网膜

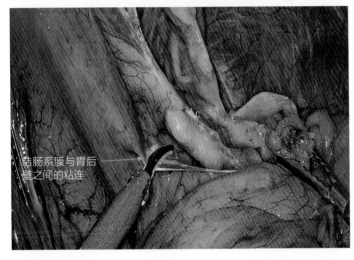

结肠系膜与胃后壁之间的粘连

图 4-5-2　游离胃后壁的纤维性粘连

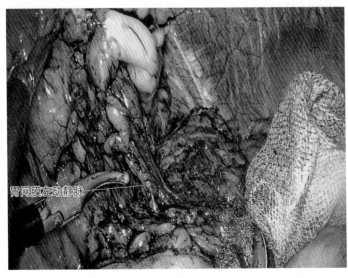

胃网膜左动静脉

图 4-5-3　夹闭胃网膜左动静脉

　　向胃网膜左动脉（LGEA）的血管蒂游离推进，则可以很好地分清胃后壁与大网膜纤维性粘连。用超声刀尖端把胃后壁的粘连靠近胃一侧进行游离，可见胃网膜左动脉的血管蒂，术者左手或者第1助手左手比较容易抓提，在游离过程中，超声刀的活动金属头不要触碰胃后壁，防止造成不必要的出血。根据《胃癌取扱い規約》，胃网膜左动脉的第 1 分支根部为 4sb 的口侧界线，因此确定该血管之后，残留端须双重结扎后离断（图 4-5-3）。切实夹闭之后，也务必要用超声刀再次凝固，再进行离断。

（五）4sa 组淋巴结的廓清

D1+ 廓清时，结扎离断 LGEA 之后，可能的话，处理 2 支胃短动脉。这样方便之后的术野展开（图 4-5-4）。此时，需要注意脾脏下极与大网膜之间的粘连。虽然与开腹手术相比发生得要少一些，但是还是可能撕裂脾脏被膜，导致止血困难。如果撕裂出血，则用纱布压迫止血，或者用止血棉或软凝功能电凝止血。

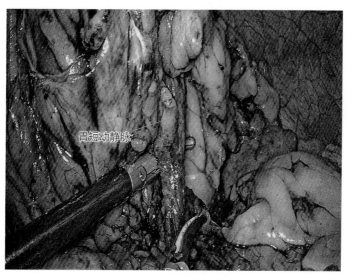

图 4-5-4　胃短动脉的处理

（六）胰腺上缘的廓清，特别是 11p 组 /11d 组淋巴结

脾动静脉的位置关系、屈曲、变异程度因人而异。术前应通过增强 CT 进行 3D 立体重建（图 4-5-5，图 4-5-6），把握好血管走行。

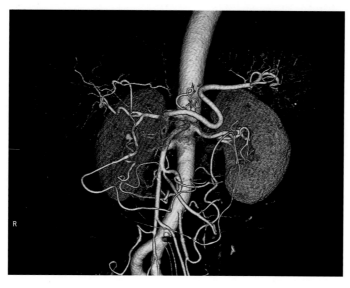

图 4-5-5　血管走行 3D 图（动脉）

离断 2~3 根胃短动脉根部，充分切开脾胃韧带之后，术者从患者右侧向左侧一直游离网膜囊腔，使得胰腺上缘术野逐渐变好。

第 1 助手用右手钳子抓提胃后壁向腹侧牵引，用左手钳子牵拉结肠系膜向尾侧展开，此时从腹腔干附近到之前处理的胃短静脉根部，充分显露脾静脉（图 4-5-7）。

接下来，廓清 4d 组淋巴结以及 6 组淋巴结，离断十二指肠。在胃右动静脉（RGA/V）根部周围廓清 5 组淋巴结。随着 8a 组淋巴结的廓清，继续向胃左动脉（LGA）根部推进。LGA 左右两侧有一非常疏松的结缔组织层面，首先游离该区。笔者所在团队一般都是利用内侧游离法，游离胃左动脉的疏松组织空间，廓清 8a 组、7 组、9 组淋巴结（图 4-5-8）。11p 组淋巴结廓清前首先把胰后筋膜从 Gerota 筋膜上游离开来，使胰胃韧带呈垂直状（图 4-5-9），这样在廓清 11p 组淋巴结时，很容易操作。

开始进行脾动脉（SPA）根部附近的操作时就要确保在脾静脉外侧的神经外层游离，注意脾动脉有弯曲，避免造成出血（图 4-5-10）。

脾静脉（SPV）也要从 11p 组淋巴结的部位开始游离，在进行 11p 组淋巴结廓清时可能会有些比较粗的引流静脉被误认为是胃后静脉（PGV）（图 4-5-11）。一般建议还是必须用血管夹夹闭之后再用超声刀离断，这样比较保险。

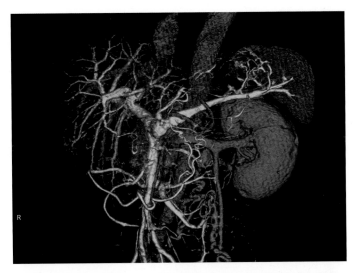

图 4-5-6　血管走行 3D 图（静脉）

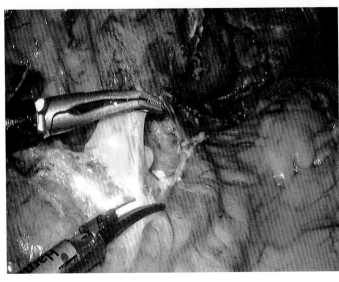

图 4-5-7　显露出脾静脉

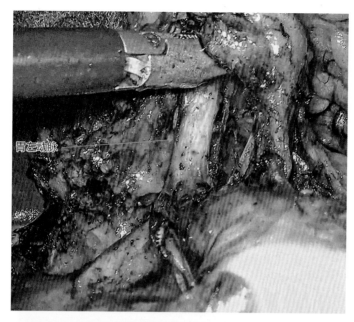

胃左动脉

图 4-5-8　内侧入路

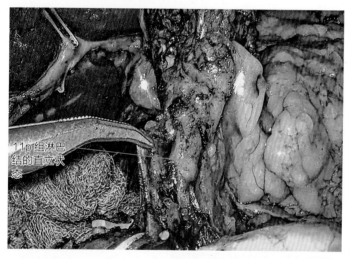

11p 组淋巴
结的直立状
态

图 4-5-9　直立状态的 11p 组淋巴结

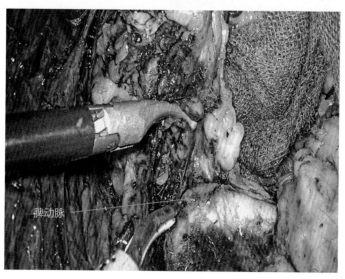

脾动脉

图 4-5-10　迂曲的脾动脉

以脾静脉为指引，游离胰前筋膜（图 4-5-12），确切地结束 11p 组 /11d 组淋巴结的廓清。此时，尽量靠近胃后动脉（PGA）根部处理该血管（图 4-5-13）。脾动脉廓清结束后的图像请参考图 4-5-14。11p 组淋巴结以及 11d 组淋巴结廓清之后，沿 Gerota 筋膜前面的 Toldt 融合筋膜可以很顺利地向食管方向游离（图 4-5-15）。

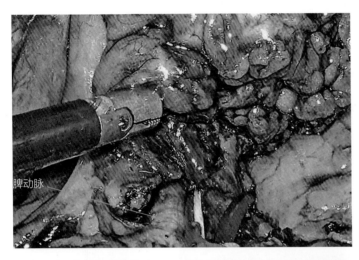

脾动脉

图 4-5-11　脾动脉周围淋巴结（11p 组淋巴结）的廓清

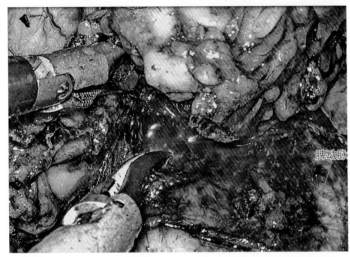

脾动脉

图 4-5-12　脾动脉周围淋巴结（11d 组淋巴结）的廓清

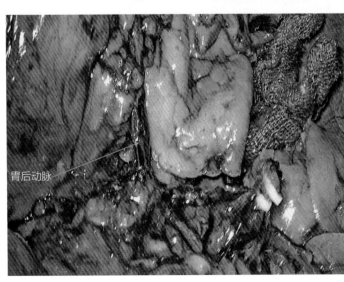

胃后动脉

图 4-5-13　显露出胃后动脉

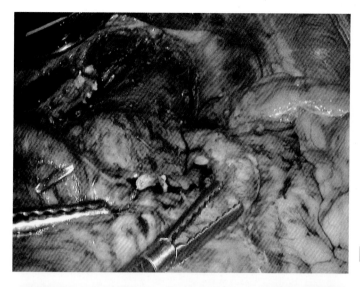

图4-5-14 11p 组、11d 组淋巴结廓清之后的图像

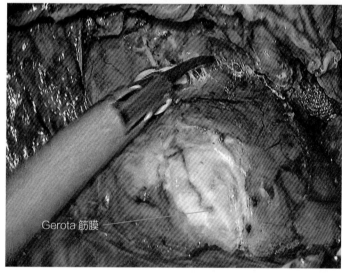

Gerota 筋膜

图4-5-15 沿 Toldt 融合筋膜向食管方向游离

(七) 食管周围的游离、离断

食管空肠吻合时尽量扩大食管裂孔，特别是左侧食管周围的游离比较重要（图4-5-16）。离断食管时，只要确保断端阴性，一般不建议过多离断食管。因为食管太短了容易造成吻合口张力高，腹腔镜手术的术野良好，很容易导致过度切掉食管。一般我们采用 His 角作为切除线，用亚甲蓝标记切除线（图4-5-17）。此外，有时离断食管时忘记拔除胃管，导致一并切断了胃管，所以别忘了务必要将胃管退到食管内。

三、重建（FEEA 法、Overlap 法）

腹腔镜下胃全切除术的食管空肠吻合法难度较高。刚开始开展这个术式时，如果可能，则邀请比较熟练的术者来医院指导手术。

日本静冈癌中心一般是采用食管空肠功能性端端吻合（Function End to End Anastomosis,

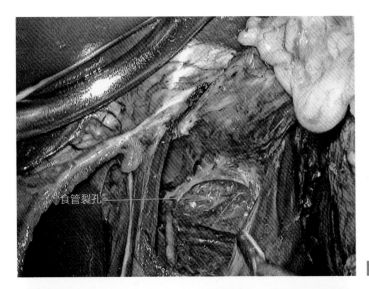

图 4-5-16　游离食管周围

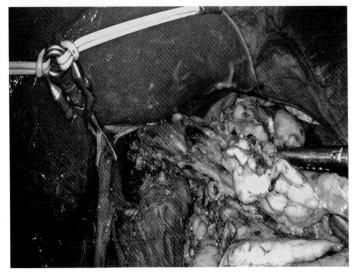

图 4-5-17　用亚甲蓝标记食管切除线

FEEA），但是术中快速冰冻病理显示近端切缘阳性的病例，则考虑用 Overlap 法。接下来我们将对 FEEA 进行解说。

Treitz 融合韧带尾侧 25cm 的空肠上用亚甲蓝标记一个"T"字，这样可以防止弄反了口侧与肛侧。经脐纵向切开 4cm，取出离断的胃，之后提出标记好的空肠。

之后的操作都在体外进行。行腹腔镜下幽门侧胃切除术时，处理空肠的边缘血管即可达到上提空肠无张力。但是行腹腔镜下胃全切除术时，必须处理 1 根空肠动脉（图 4-5-18a，为了便于理解解剖，我们用开腹手术时的照片来解说）。这样空肠才可以有足够的长度用来吻合（图 4-5-18b）。防止食管空肠吻合部过度紧张，提高手术安全度。离断空肠血管之后务必观察上提空肠的颜色以及边缘动脉的搏动情况。

血管处理之后用切割闭合器离断空肠，对于口侧的切离线必须对浆肌层进行结扎缝合，防止发生漏。接下来做空肠与空肠吻合（Y 脚）。腹腔镜下胃全切除术导入之后，食管与空肠可能吻合失败，需要重新进行吻合，因此一般建议先进行食管空肠吻合之后再做空肠与空肠吻合。现在手术技巧已经趋于稳定，因此刚开始我们就进行 Y 脚吻合。Roux 脚长度以 40～45cm 为宜，以此作为空肠与空肠吻合的位置依据。空肠与空肠一般用直线切割闭合器进行侧侧吻合。尽量要将 60mm 的钉仓

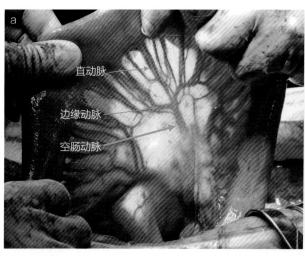
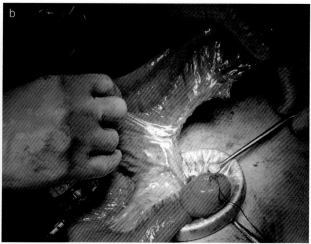

a — 直动脉　边缘动脉　空肠动脉

图 4-5-18　上提空肠的血管（a）与可以充分上提的空肠（b）

全部插入到底进行吻合，但是比较困难的病例也可以插入 50mm。吻合时需要注意以下几点：①确切止血，因为这个部位出血的话，内镜下止血很困难。②吻合钉尖端可能会裂开，需用可吸收线在浆肌层缝合加强 1 针（请参考 LDG 的 Roux-en-Y 重建一章）。

重建后产生的间隙可能造成术后内疝，从而导致肠梗阻，因此要用非可吸收线进行连续缝合来关闭间隙。

上提空肠断端的肠系膜，在对侧切开约 5mm 的小孔。在体外试着插入切割闭合器，这样可以防止腹腔内操作时出现不必要的麻烦。对该小孔进行 1～2 针全层缝合，防止腹腔内操作时黏膜与浆膜裂开。此时，空肠操作结束，就把小肠还纳到腹腔内。

简单闭合腹部切口，重新建立气腹。

麻醉医师把经鼻胃管放入食管断端左侧（画面的右侧），术者用超声刀大胆地进行全层食管切开，在食管断端右侧向左 1cm 处，在胃管的指引下纵向切开，食管比较硬，超声刀可能滑脱。切开全层之后，食管左侧的切离端务必要保留着，这样吻合的时候可以由第 1 助手牵引，以防止切割闭合器进入浆膜与黏膜下层。

麻醉医师从食管切开断端推进胃管（图 4-5-19），这主要是为了防止黏膜与浆膜裂开。在胃管的引导下，对食管前后壁全层各缝合 1 针，以做支持线（图 4-5-20）。

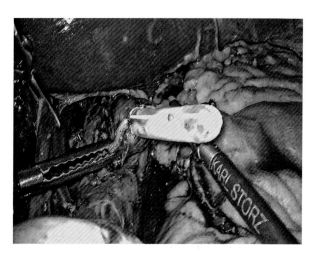

图 4-5-19　从食管切离部的小孔推进胃管

　　从患者右下方戳卡放入 45mm 直线型切割闭合器，切割闭合器较粗的一侧置入空肠侧，暂时夹闭防止滑脱。把空肠牵拉到预定吻合处附近，打开切割闭合器，此时第 1 助手左手辅助牵拉空肠一侧，防止滑脱。术者左手钳子牵拉食管向尾侧，第 1 助手右手牵拉食管左侧断端组织，靠近空肠吻合口。术者调整切割闭合器比较细的一侧，紧贴胃管右侧为导向，插入 40mm 左右之后，第 1 助手的右手钳子压排 Y 脚，防止切割闭合器把 Y 脚卷进去。确认好切割闭合器插入 40mm 左右，食管侧以及空肠侧的吻合口一致，Y 脚以及胃管没被卷入，之后进行吻合（图 4-5-21）。吻合之后，要确认：是否全层吻合，有无黏膜脱落；有无出血。

　　接下来，在通用孔处缝合 3 ~ 4 针，用 3-0 可吸收线单结缝合，术者左手钳子与第 1 助手的 2 把钳子向腹侧牵引缝合线，用 60mm 切割闭合器关闭通用孔（图 4-5-22）。

　　此处一般不会造成狭窄，因此为了确切地进行全层缝合，切割闭合器可以适当夹闭多一些的组织。缝合之后的图请参考图 4-5-23。采用 Overlap 法进行吻合时，通用孔一般用可吸收线进行连续缝合（层对层缝合）予以关闭。这种情况下，一般别太缝合过多组织，注意防止发生术后吻合口狭窄。为了防止发生食管裂孔疝，用可吸收线固定食管外膜与横膈膜、上提空肠断端与左侧横膈脚，最后用非可吸收线进行连续缝合关闭 Petersen 间隙。

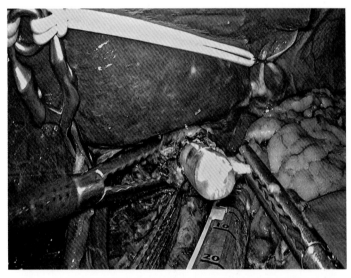

图 4-5-20　以胃管为引导，插入切割闭合器

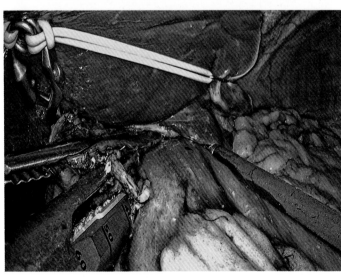

图 4-5-21　将食管与上提空肠进行吻合

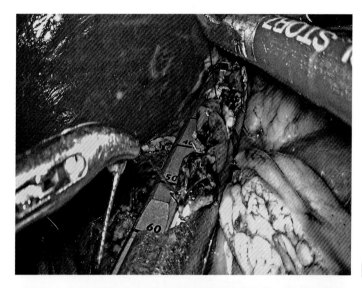

图 4-5-22　用切割闭合器闭合通用孔

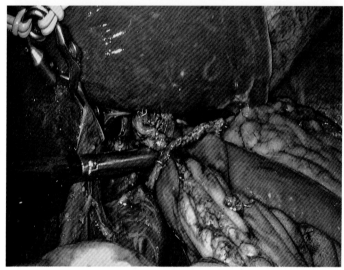

图 4-5-23　食管空肠吻合后的完成图

用 1000 ~ 2000mL 的生理盐水进行腹腔内清洗，在胰腺上缘放置 1 根 19Fr 引流管。

进行腹腔清洗时，放入胃管，调整胃管尖端到食管空肠吻合口附近，进行漏气试验，如果为阳性，则追加可吸收线进行缝合，直到漏气消失为止。

四、技术要点

LTG 廓清范围较广，且重建难度较高。

- 紧贴最适游离层，确切地处理血管，其余的手术技巧与 LDG 无差别。
- 一开始就进行 4sb 组淋巴结的廓清以及脾胃韧带的处理和胰腺上缘的 11p 组、11d 组淋巴结的廓清。
- 内侧游离与 Toldt 融合筋膜游离可以使 11p 组淋巴结的游离难度降低，进而减少胰漏的发生，从而减少腹腔内感染。
- 体腔内吻合、结扎的机会较多，进行食管空肠吻合以及 Petersen 孔的关闭时，从患者右侧戳卡进行操作，相对来说距离较近，因此缝合结扎训练也不可懈怠。

五、陷阱

- 廓清 11 组淋巴结时，需要注意脾动脉走行弯曲，超声刀功能臂损伤该动脉时可能造成不必要的出血。因此，术前很有必要通过增强 CT 血管成像了解血管走行。
- 廓清胰腺上缘时，第 1 助手按压胰腺可能直接损伤胰腺，造成胰漏。尽量牵拉结肠系膜背侧进行术野展开。
- 切割闭合器插入食管时，黏膜脱落可能导致吻合口漏。因此，全层缝合 2 针，防止黏膜错位。
- 如果切割闭合器把胃管一起闭合，则很难重新进行吻合，因此麻醉医师，以及护士在内的医护人员，记得提醒医师，吻合前别忘记把胃管退回到食管内。

第6节　腹腔镜、内镜联合手术　▶动画⑨ ⑩

一、适应证

腹腔镜、内镜联合手术（Laparoscopy Endoscopy Cooperative Surgery，LECS）可以更好地把握肿瘤的整体状况，确定适当的切除范围，结合切除、缝合等技术，是腹腔镜与消化内镜联合操作的总称。以前全层切开胃壁，切除肿瘤后进行胃壁缝合称为 LECS，但是，当发生伴有溃疡的黏膜下肿瘤以及胃癌等上皮性肿瘤时，胃的全层切开可能导致肿瘤细胞播散。因此，人们开发了避免胃内腔暴露于腹腔内且进行胃全层切除的手术技术，被称为 Non-exposed endoscopic wall-inversion surgery（NEWS）。在日本静冈癌中心，没有溃疡的腔内发育型胃黏膜下肿瘤切除则采取 LECS，如果有溃疡的腔内发育型胃黏膜下肿瘤切除或者前哨淋巴结活检的早期胃癌局部切除则采用 NEWS。胃黏膜下肿瘤小于 5cm 则用腹腔镜手术，但是行 NEWS 时，需要经口移除标本，因此标本直径超过 3cm 则有可能在贲门处卡住，这是值得我们注意的问题。

二、术式（LECS、NEWS）

（一）LECS 手术技巧

1. 手术室设定

器械以及腹腔镜术者、内镜术者的站位如图 4-6-1 所示。患者分腿位，患者右侧为腹腔镜术者，左侧为第 1 助手，两腿间为扶镜手。内镜术者站在患者头侧左侧。以腹腔镜术者以及内镜术者均可同时看到彼此的操作为宜。

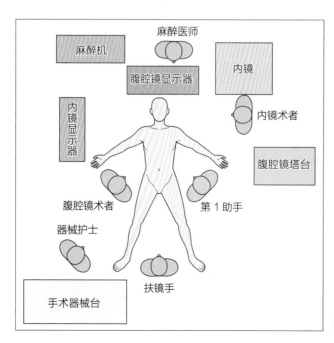

图 4-6-1　手术室设置

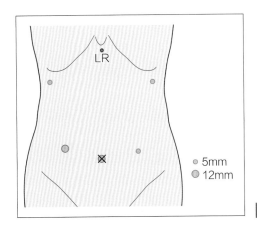

图 4-6-2　戳卡放置

2. 戳卡放置

戳卡放置如图 4-6-2 所示，以 5 孔法进行手术。经脐小切口在直视下放置 12mm 气囊戳卡，建立气腹。气腹压通常为 10mmHg。戳卡放置的位置一般与腹腔镜下胃切除术一样，但是根据肿瘤的大小以及部位还有缝合对切口的长度、方向稍做调整。12mm 的戳卡一般放在患者右侧、尾侧，为术者右手用戳卡。其余的 3 个戳卡为 5mm。

3. 肝外侧区域的显露

消化道间质瘤（GIST）一般好发于胃上部。为了有良好的术野，一般把肝外侧区域上推。通常用肝脏拉钩以及硅胶盘挡保护肝，上推肝外侧区域。

4. 确认肿瘤的位置

腔内发育型的胃黏膜下肿瘤，一般从浆膜面很难确定肿瘤的界限。因此，需要联合胃镜与腹腔镜进行操作，正确把握肿瘤的位置与大小。经胃镜送气之后，使胃扩张，此时可能导致腹腔镜术野受限，因此建议胃镜检查时用二氧化碳送气。

5. 内镜下标记

进行胃镜操作时，将腹腔镜光源调暗些，这样有利于胃镜观察。

在肿瘤边缘 2～3mm 处进行标记，按照与内镜下黏膜下层剥离术（ESD）同样的方法进行黏膜标记。LECS 的优点是可以尽量减少胃组织的缺损，因此切缘不宜过大（图 4-6-3）。

6. 肿瘤周围的血管处理

术中为了确保术野、减少内镜下操作出血以及方便进行切开、胃壁缝合，需要最低限度地处理血管。肿瘤的位置、大小不同，处理的血管也不一样。发生胃后壁病变时，需要切开大网膜。特别是胃上部的病变，需要切断胃短动静脉，才能足够翻转胃进行操作。切离胃时，需要确保有 5mm 的边界，因此需要离断肿瘤周围 1cm 处的血管。如果是胃小弯侧的病变，为了减少术后胃排空障碍，应该保留好迷走神经肝脏支，以及保留好胃幽门支，因此处理血管时尽量沿着胃壁贴紧处理（图 4-6-4）。

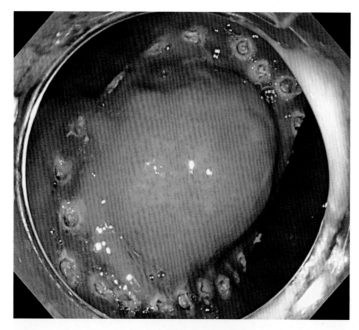

图 4-6-3　内镜下标记肿瘤边缘

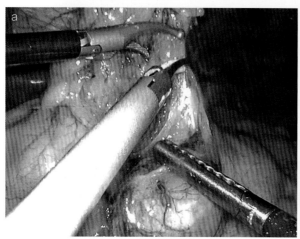

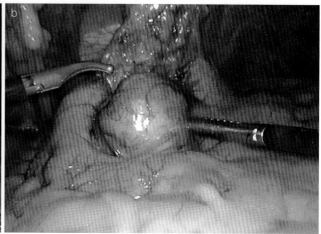

图 4-6-4　肿瘤周围血管的处理

a: 紧贴胃壁离断血管；
b: 血管处理结束。

7. 内镜下胃黏膜下层切开

　　沿着标记，局部注射添加了少许吲哚菁绿的生理盐水。用 IT2 电刀进行黏膜以及黏膜下层全层游离。如果行 ESD，则游离黏膜下层，如果行 LECS，则需要保护肿瘤被膜不被损伤，从黏膜向浆膜侧垂直切开。如果内镜切除比较深，腹腔镜就看得更加清楚。

8. 胃壁的全层切开

　　环周切开之后，内镜与腹腔镜同时确认切开的位点，首先内镜下用针状电刀切开胃壁（图4-6-5）。胃壁穿孔之后胃迅速塌陷，此时为了确保内镜术野，在腹腔镜辅助下抓提胃壁，调低气腹压，尽量保证内镜操作有良好的术野。用电刀 IT2 进行全层切开。但是，尽量不要接触周边脏器，以免造成不必要的损伤。同时，在腹腔镜直视下进行切除比较安全（图 4-6-6）。对于腔内发育型的肿瘤，通过内镜更容易看清肿瘤的边界，因此建议内镜操作比较安全。但是内镜全层切除较为困

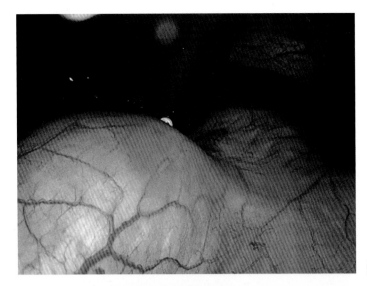

图 4-6-5　内镜下切开胃壁

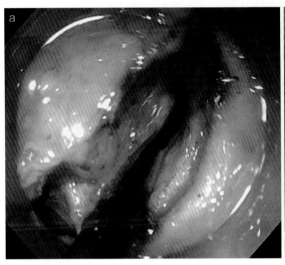

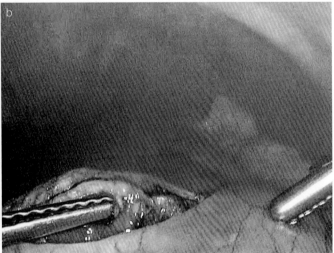

图 4-6-6　腹腔镜下进行全层切开

a: 胃内腔侧;

b: 腹腔镜下进行观察。

难时, 可以考虑腹腔镜下用超声刀沿着黏膜切开线进行全层切开。此时注意要保护好肿瘤的假被膜, 抓提部位也应该以抓住肿瘤边缘的正常组织为宜。

9. 肿瘤的摘除

30mm 左右的肿瘤一般可以通过内镜经口取出。如果肿瘤太大, 则可以用标本袋保护好从脐部切口取出。如果肿瘤太大, 则延长脐部切口, 重新建立气腹前, 用 0 号 PDS 线结扎缝合筋膜, 此时中间的 2 个结不用结扎, 用来放置戳卡进行气腹。

10. 缝合胃壁缺口

胃壁缺口一般用 2 层缝合进行关闭。首先腹腔镜下进行浆肌层缝合, 之后在内镜下用金属钛夹进行黏膜夹闭。为了防止术后狭窄以及胃壁变形, 尽量按照胃的形状进行缝合, 如果是胃小弯侧的病变, 则沿着胃的短轴方向进行缝合。

11. 浆肌层缝合

首先，术者从远端切缘开始缝合浆肌层，做成 3cm 左右的支持线让第 1 助手牵向腹部。近侧端也以同样方法做 1 条支持线。如果是胃小弯侧的病变，则需要翻转胃大弯，在后壁进行全层缝合，该线作为支持线，比较容易确保胃小弯侧的术野。之后用倒刺可吸收线从一侧顶角开始进行浆肌层连续缝合（图 4-6-7），缺损口缝合一半之后，从对侧再用另一根倒刺线进行连续缝合，当两线交叉缝合 2 针之后，确保缝线不松动，缝合完毕（图 4-6-8）。

12. 黏膜夹闭

内镜下用金属钛夹夹闭胃黏膜，以间隔 1cm 左右为宜，也可有止血作用（图 4-6-9）。最后内镜下送气，观察有无胃变形以及漏气。一般来说不用放置胃管。

13. 关腹

腹腔镜下进行腹腔内清洗，关腹。通常不用放置引流管。

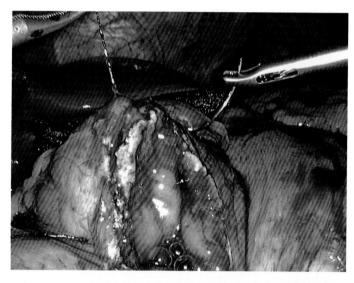

图 4-6-7　腹腔镜下浆肌层缝合

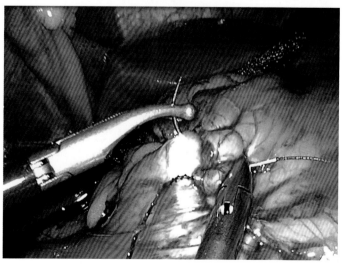

图 4-6-8　倒刺可吸收线交叉之后，防止松动

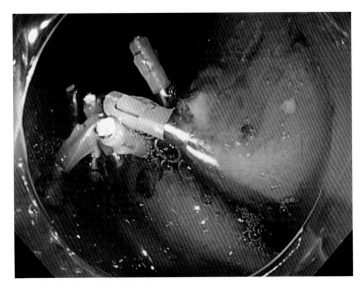

图 4-6-9　内镜下黏膜缝缩

（二）NEWS 手术技巧

1～6 步骤与 LECS 一样。

7. 腹腔镜下标记浆膜面

实施光线力学疗法（Photo Dynamic Therapy，PDT）的话，用光纤探头照射出激光，进行黏膜标记。从浆膜侧观察到激光之后，腹腔镜下进行标记（图 4-6-10）。

8. 内镜下黏膜面的局部注射

与 LECS 一样，沿着标记进行局部注射。

9. 浆膜面的全层切开

用电铲对浆膜面进行环周切开。之后用电刀或者超声刀进行浆膜侧到肌层的全周性切开。肌层有白色的纤维，可供鉴别（图 4-6-11）。

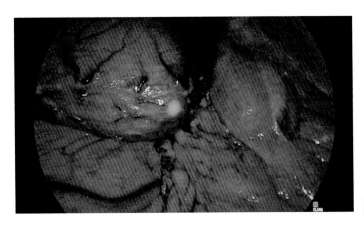

图 4-6-10　激光导向下标记浆膜

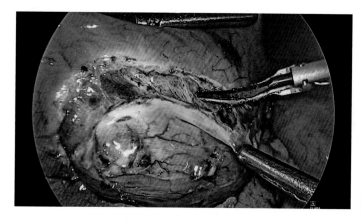

图 4-6-11 全周切开浆膜面

10. 浆肌层缝合，放入海绵块

用倒刺可吸收线进行浆肌层连续缝合。如果确保术野较为困难，则与 LECS 缝合缺口一样，两边做 1 条支持线，可以获得较好的术野。术者的远侧端开始用倒刺线进行浆肌层缝合，缝合几针之后，把肿瘤内翻入胃内，放入海绵块。如果浆肌层切开足够彻底，内翻应该不会太难（图 4-6-12）。放入海绵块，可以使肿瘤向胃内凸起，便于内镜下进行观察（图 4-6-13）。浆肌层缝合到一半之后，从对侧用另一根倒刺可吸收线进行浆肌层连续缝合，使 2 根线交叉，防止滑脱。

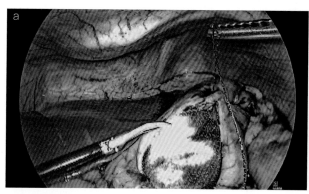
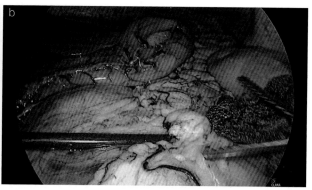

图 4-6-12 腹腔镜下缝合浆肌层，放置海绵块
a: 放置海绵块；
b: 放好之后。

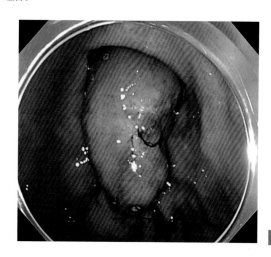

图 4-6-13 肿瘤内翻

11. 内镜下切开黏膜，摘除肿瘤

内镜下沿着黏膜标记切开黏膜。已经在腹腔镜下切开了浆肌层，所以很快就可以进行全层切除了。根据海绵块的形状，环周切除肿瘤，经口取出肿瘤以及海绵块即可（图4-6-14）。

12. 关腹

与LECS一样，在内镜下缝合黏膜（图4-6-15）。内镜下充气，观察有无胃的变形以及漏气，确认无误之后，结束内镜操作。一般不用留置胃管，也不用留置腹腔引流管，术毕。

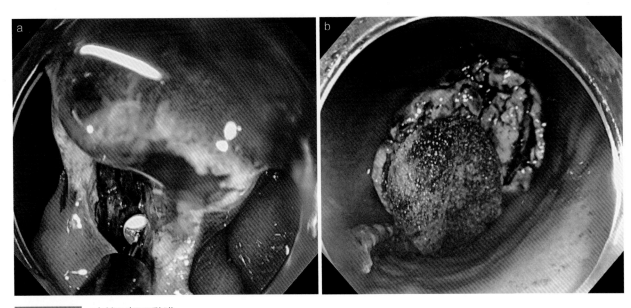

图4-6-14 内镜下切开黏膜
a: 切开开始时；
b: 回收海绵块。

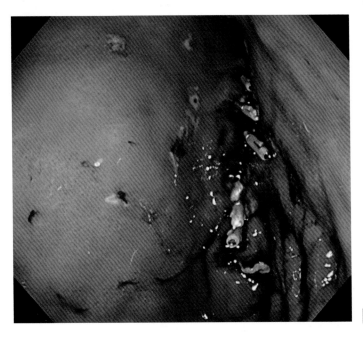

图4-6-15 内镜下夹闭黏膜

三、技术要点

- 肿瘤周围血管尽量进行小范围处理，防止切除过多正常组织。
- 切除胃小弯侧病变时尽量保留迷走神经幽门窦支，防止术后发生胃排空障碍。
- 行 NEWS 时，充分切开浆肌层之后，肿瘤内翻是很容易的。

四、陷阱

- 肿瘤被膜破损是导致术后肿瘤复发的高危因素。笔者所在科室也曾有过类似的病例，复发的肿瘤其核分裂象指数增加，恶性度更高。因此，绝对不要暴露出肿瘤假被膜，这需要内镜医师与外科医师配合，确保有良好的术野。
- 胃小弯侧的肿瘤切除后很容易导致胃内瘀滞。胃小弯侧肿瘤切除后行短轴方向闭锁，可能诱发胃排空障碍。胃体部病变时，按长轴方向进行闭锁可预防术后排空障碍。

参考文献

[1] Hiki N et al: Laparoscopic and endoscopic coopera-tive surgery for gastrointestinal stromal tumor dis-section. Surg Endosc 22: 1729-1735, 2008
[2] Mitsui T et al: Non-exposed endoscopic wall-inversion surgery as a novel partial gastrectomy technique. Gastric Cancer 17: 594-599, 2014
[3] 寺島雅典ほか：classical LECS 腹腔鏡のポイント，イラストと写真で見る内視鏡医と外科医のコラボレーション手術，腹腔鏡・内視鏡合同手術研究会 （編），メディカルビュー社，東京，p.14-21，2015
[4] 川田 登ほか：LECS の内科的アプローチ．手術 69: 1437-1432，2015

第 7 节　前哨淋巴结活检、胃切除术

一、适应证

胃癌前哨淋巴结（SN）活检之后，根据转移情况进行缩小手术。该技术属于先进医疗 B 的临床试验（UMIN000014401）。本节主要对其临床试验实施方法进行解说。该试验的适应证为贲门或者幽门侧单发肿瘤直径在 4cm 以内的、临床诊断为 T1N0M0 胃腺癌的病例。

二、胃癌前哨淋巴结活检用的激光

使用的示踪剂是 ^{99}mTc 与吲哚青绿（ICG）两种试剂（表 4-7-1）。在日本这均为保险使用范围之外的药品，所以需要申请先进医疗才能报销。

三、术式

（一）术前准备

- 手术前一天下午，内镜下对病变四周黏膜下层注射 4 个示踪剂，每个点 0.5mL。

（二）手术

1. 使用器械
- 该术式需要的器械除了常规的腹腔镜手术器械之外，还需 ICG 荧光检测系统（Photo Dynamic Eye，PDE），放射线元素示踪剂检测系统以及腹腔镜用伽马探头，术中内镜系统等见图 4-7-1。此外，不仅可以使用腹腔镜系统，也可以使用达·芬奇机器人系统。达·芬奇机器人系统可以

表 4-7-1　前哨淋巴结活检用的激光

示踪剂	同位素（RI）	色素
	^{99}mTc 溶液	吲哚青绿（ICG）
配比方法	^{99}mTc 与氯化钠各 1.5mL 配比	ICG25mg 与注射用水 5mL 配比（0.5%）
给药时期	手术前一天	手术开始时
给药量	0.5mL×4 处	
注射部位	肿瘤周围黏膜下层，内视镜下注射	
显影方法	伽马探头	目视或者 PDE
优点	停在淋巴结内，数值可量化	可以直视观察，没有放射性
缺点	不可直视观察，有少量放射性	投药后迅速扩散到组织内 很难量化

ICG: 吲哚青绿；PDE: 荧光显像系统；RI: 放射性同位素。

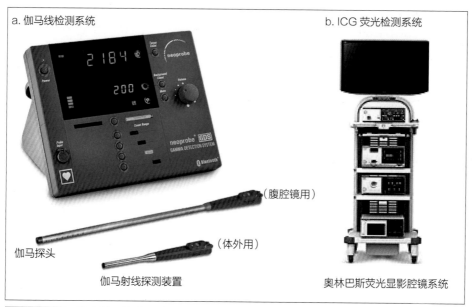

a. 伽马线检测系统

b. ICG 荧光检测系统

（腹腔镜用）

伽马探头

（体外用）

伽马射线探测装置

奥林巴斯荧光显影腔镜系统

图 4-7-1 前哨淋巴结检测装置

a: 转载自 Leica Biosystems 网页；
b: 转载自奥林巴斯网页。

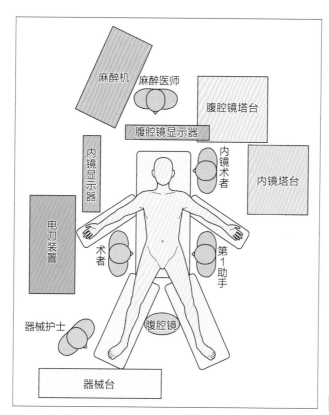

麻醉机 麻醉医师

腹腔镜塔台

腹腔镜显示器

内镜显示器

内镜术者

内镜塔台

电刀装置

术者

第1助手

器械护士

腹腔镜

器械台

图 4-7-2 手术设定

配备显影系统。

- 患者全麻后，下肢张开，按照图 4-7-2 所示放置器械。腹腔镜显示器以及内镜显示器让所有人都能看到。

- 与腹腔镜下胃切除术一样配置 5 个戳卡，进行手术。

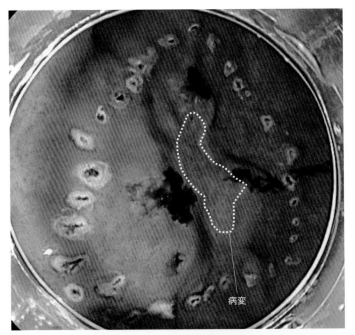

病变

图 4-7-3 内镜下标记以及注射色素示
踪剂（ICG）

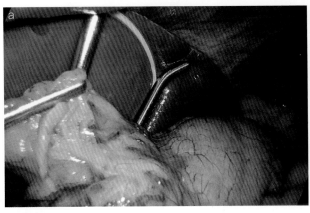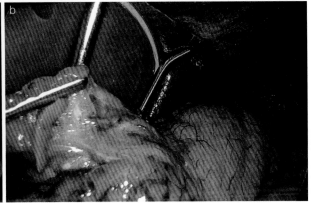

图 4-7-4 PDE 观察腹腔内 ICG 荧光显色

a: 常规观察；
b: 荧光显色。

2. 注射色素示踪剂、确定前哨淋巴结以及淋巴流向

- 腹腔镜下观察腹腔内情况，观察有无预想之外的腹膜转移或者腹腔内粘连。如果有粘连，则先松解粘连。
- 打开网膜囊，以利于注射色素示踪剂之后迅速观察。
- 经口插入内镜，观察胃内病变，根据内镜下黏膜下层剥离术（ESD）的要领，对肿瘤周围正常的黏膜进行标记。一般在黏膜下层注射 5mg/mL（0.5%）的 ICG 溶液 0.5mL，注射 4 个点即可（图 4-7-3）。
- 注射 ICG 后，迅速向淋巴管扩散（图 4-7-4），一般持续 15min 之内可以用 PDE 观察到淋巴流向以及前哨淋巴结流域（SN basin）（图 4-7-5）。胃大弯侧以及胃小弯侧的局限性病变一般只是 1~2 个淋巴流域，但是胃前壁以及胃后壁的病变一般可能达到 4 个流域（图 4-7-5，图 4-7-6）。同样，腹腔镜用的伽马探头从腹腔镜戳卡放入体腔内，观察同位素聚集的淋巴结。

此时，越靠近原发病灶，其放射线伽马线越容易被检测出（Shine through effect），因此需要不断调整探头的方向。

※ **前哨淋巴结流域**（图4-7-7）：木南团队进行淋巴结廓清时进行的 SN basin 分类。流域切除指的是该区域的血管以及淋巴结作为整体一并切除。

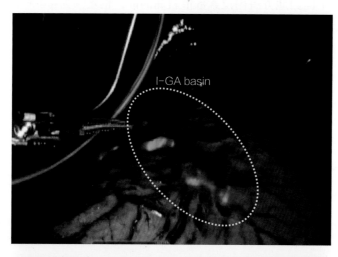

图4-7-5 前哨淋巴结流域的确定
（单一流域的聚集）

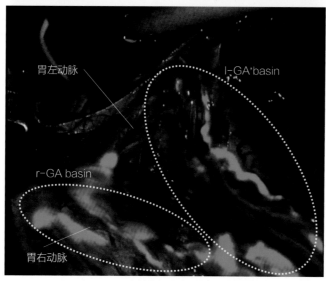

图4-7-6 确定前哨淋巴结流域
（多个流域的聚集）

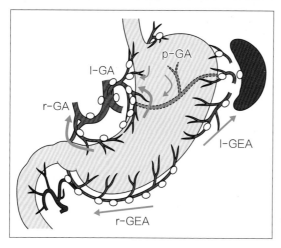

图4-7-7 沿着胃血管分布的主要淋巴回流
l-GA（胃左动脉）流域：1组、3a组、7组淋巴结；
l-GEA（胃网膜左动脉）流域：4sa、4sb组淋巴结；
p-GA（胃后动脉）流域：11p组淋巴结；
r-GA（胃右动脉）流域：3b组、5组、8a组淋巴结；
r-GEA（胃网膜右动脉）流域：4d组、6组淋巴结。
（引自 Kinami S et al: Int J Clin Oncol 13: 320-329, 2008.）

3. 不同流域的切除术式

SN basin 确定之后，尽量根据流域切除淋巴结。注射完 ICG 之后，通过荧光显色系统迅速确定淋巴流向（图 4-7-4），根据显影图确定 SN basin。这不是为了检测前哨淋巴结，而是用于确定淋巴流。根据淋巴流，进行上述 SN basin 分类。之后对相应流域进行切除。15min 之后荧光显影的部分不用廓清。但是，与荧光流域不同的地方有同位素数值较高的话，也被认为是 SN basin。

流域切除时，尽量在相应的动脉根部进行廓清。这样可以防止荧光向远处流入。坚持每个流域要作为整块切除的原则，但是胃右动脉流域的 8a 组淋巴结一般都是另外切除。

接下来对各流域的切除方法进行解说。

（1）胃左动脉流域（l-GA basin）的切除

荧光显影可以观察到 1 组淋巴结或 3a 组淋巴结的话，应该对该流域进行切除。即便是只有 7 组淋巴结显影，也应该对该流域进行整块切除。

首先打开网膜囊，上提胃左动静脉的血管蒂，在胃左动脉的根部切开腹膜，夹闭胃左静脉之后进行离断。此外，游离动脉周围组织之后，夹闭并离断该动脉。一般情况是保留迷走神经腹腔支的，在远离动脉根部离断神经（图 4-7-8）。接下来切除小网膜，沿着胃壁廓清 1 组淋巴结、3a 组淋巴结，整块切除该淋巴流域。

（2）胃网膜左动脉流域（l-GEA basin）的切除

淋巴流域在胃大弯近侧时，对胃网膜左动脉流域进行切除。向脾脏方向游离大网膜，在网膜左动静脉根部夹闭后离断。之后，确认好胃短动脉，一并离断切除，完成 4sa 组淋巴结的廓清。肿瘤如果在穹隆部，为了确保血运，需要保留几支血管。

（3）胃右动脉流域（r-GA basin）的切除

若胃小弯远侧淋巴流域显影，则须对该区域进行整块切除。确认好胃十二指肠动脉、肝总动脉的分支，游离出神经外侧层。之后把胃牵向尾侧，在幽门上切开胃右动脉与十二指肠上动脉之间的

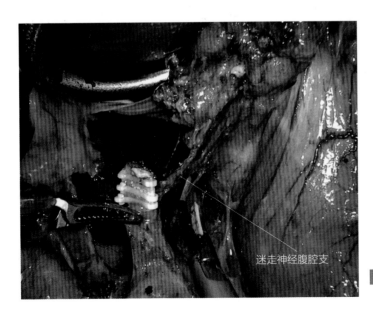

迷走神经腹腔支

图 4-7-8 进行胃左动脉流域切除时，保留迷走神经腹腔支

无血管区域。接下来确定肝固有动脉的走行，在胃右动静脉根部夹闭并切断该血管。沿着胃壁廓清5组淋巴结、3b 组淋巴结，最后廓清 8a 组淋巴结，完成该区域的廓清。

（4）胃网膜右动脉流域（r-GEA basin）的切除

如果胃大弯侧远端淋巴流域显影，则需对该区域进行切除。此时沿胃体可以观察到胃网膜右动静脉周围的荧光显影。

廓清 4d 组淋巴结以及 6 组淋巴结。切离大网膜之后向右推进，上提胃网膜右动静脉血管蒂，游离结肠系膜，显露出胃网膜右静脉，并在根部夹闭之后离断。之后游离并切断胃网膜右动脉第 1支，沿着胃壁进行大网膜游离。充分考虑残胃血运，除了保留幽门前庭部的肿瘤，还保留幽门下动脉。确认幽门下动脉之后，在其末梢侧夹闭胃网膜右动脉，并离断该血管。最后沿着胃壁对 4d 组淋巴结进行廓清。

（5）胃后动脉流域（p-GA basin）的切除

相当于切除 11p 组淋巴结流域。打开网膜囊之后，上提胃左动脉血管蒂，观察胃后动脉流域。在上提的胃左动脉血管蒂左侧确认脾动脉，沿着脾动脉对其中枢侧淋巴结进行廓清。

4. 回收组织并摘除淋巴结

将切除的 SN basin 组织装进塑料袋里，取出体外。在另外一个台面上对色素、荧光、伽马线辅助下摘除的淋巴结组织块进行前哨淋巴结分选。ICG 染色或者有 RI 聚集的淋巴结作为前哨淋巴结，以最大切面进行 HE 染色，进行术中快速冷冻病理检测。

5. 胃的切除

如果快速冷冻病理结果显示没有淋巴结转移，则不用进行其他流域淋巴结廓清。胃切除术式也是根据原发灶部位以及 SN 流域淋巴结切除后的胃壁血流情况综合考虑决定。尽量保留胃壁，但胃大弯、胃小弯两处流域切除的话，其胃壁血运肯定不好，因此可以考虑节段性胃切除术，或者是保留幽门的胃切除术、贲门侧胃切除术以及幽门侧胃切除术。如果 SN 流域仅局限于胃大弯侧或者胃小弯侧，一般仅做局部切除即可。

但是，如果快速冷冻病理显示有淋巴结转移，则需要进行定型胃切除术（幽门侧胃切除术或者胃全切除术）以及 D2 淋巴结廓清。

（1）胃局部切除术

胃局部切除主要是用切割闭合器切除。为了尽量减少胃变形，防止胃黏膜向腹腔侧露出，一般采用 Non-exposed endoscopic wall-inversion surgery（NEWS）术式较多，术式的详细方法请参照LECS。但是对于早期胃癌的 NEWS 手术需要注意以下几点。

与胃黏膜下肿瘤相比，早期胃癌的界线一般不是太明确。既要彻底切除肿瘤又要尽量保留胃组织，则需要术中通过内镜对病变范围有一个精准诊断。通过内镜观察加上 NBI 扩大内镜以及色素观察等辅助确定肿瘤边界，在适当的肿瘤边界上进行黏膜标记。

此外，内镜下的标记部位都必须向胃内腔凸出，在标记部位的稍外侧 3～5mm 处切开浆肌层为宜。此时，确切地显露出黏膜下层，之后的操作会变得简单些。

一般来说，胃局部切除术之后因胃容量变小导致的倾倒综合征不太常见，但是胃小弯侧的病变进行胃局部切除术之后，20% ~ 30% 的病例可能出现术后胃内容物排空延迟。因此，在缝合胃壁缺口时，尽量不要让胃壁变形。一般在胃体部的肿瘤应该纵向缝合为好。

（2）胃分段切除

原发灶在胃体中下段，且前哨淋巴流向显示胃大弯以及胃小弯两个方向均显影，则优先考虑保证残胃血供，进行胃分段切除。

内镜下确认好肿瘤所在部位以及范围，保证足够的肿瘤边界，口侧以及肛门侧的浆膜面用亚甲蓝标记，沿着这个标记线用切割闭合器离断胃。

此时，予以保留幽门侧的幽门下动静脉（图 4-7-9），且保留 2 ~ 3 支胃右动脉的分支（图 4-7-10）。幽门侧残胃的血流不足以供应到离断线的话，可以选择保留幽门的胃切除术或者幽门侧胃切除术。口侧残胃也必须保证吻合口的血运良好。如果口侧残胃过小，则可以考虑在幽门侧胃切除术之后进行 Roux-en-Y 重建。

重建一般选择在切割闭合器下进行三角吻合。口侧以及肛门侧胃大弯处切开一小孔，切割闭合器的钉仓侧放入残胃内，底砧侧放入十二指肠侧胃内进行后壁吻合（图 4-7-11），吻合之后的吻

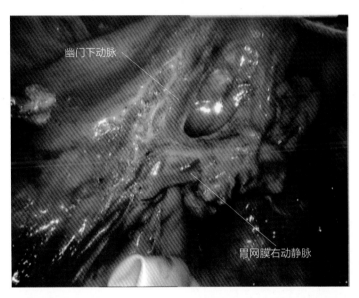

图 4-7-9　保留幽门下动脉的胃分段切除术

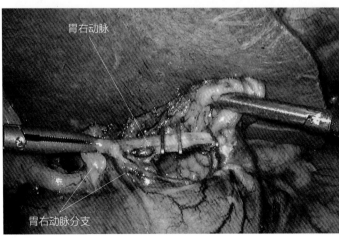

图 4-7-10　胃分段切除时，游离胃右动脉分支

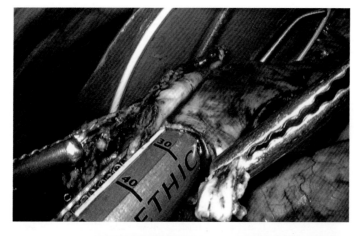

图 4-7-11　胃分段切除时用切割闭合
器进行吻合

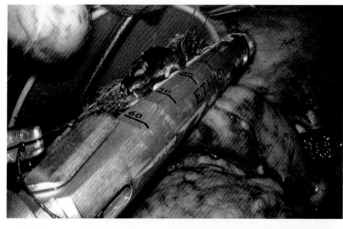

图 4-7-12　胃分段切除时用切割闭合
器关闭通用孔

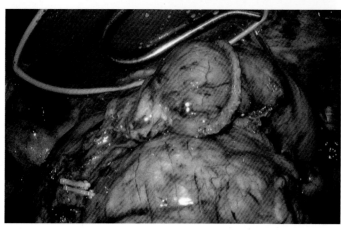

图 4-7-13　胃分段切除，吻合结束

合钉前壁部分与肛门侧胃切除线一并切除，胃大弯侧与胃小弯侧缝 2 针牵引线。根据缺损孔的大小，缝 3 ~ 4 针牵引线，向腹侧牵引。用切割闭合器闭合通用孔（图 4-7-12）。通常 60mm 的切割闭合器 2 次即可关闭通用孔（图 4-7-13）。吻合口狭窄的话，术后很容易造成瓢状胃，因此如何防止吻合口狭窄，这需要一定的功夫。

▎四、技术要点

- 注射示踪剂时，一般是黏膜下注射。特别是注射 ICG 时，不要造成胃壁穿孔。

- 腹腔镜与内镜同时操作时，注意要把气腹压调低。腹腔镜的光源也不要干扰内镜操作。
- 淋巴流域切除时，如果是超时后显影的流域，则不用切除。如果超时后，看到显影的淋巴结，心里确实很想切除它，也要控制好。一般来说，最初显影的部分才是 SN basin。
- 切除多个 SN basin 时，主要保证残胃的血流。要尽可能地保留胃，但是实际上能够局部切除的病例一般占半数左右。
- 术后暂时的胃内容物停滞一般可以通过饮食指导以及药物疗法逐渐改善。

五、陷阱

ICG 向腹腔内漏出，可能导致整体的荧光显影失败。因此，术中 ICG 给药时要足够小心，别刺破浆膜层。

参考文献

[1] Kitagawa Y et al：Sentinel node mapping for gastric cancer：a prospective multicenter trial in Japan. J Clin Oncol 31：3704-3710, 2013
[2] Kinami S et al：PTD classification：proposal for a new classification of gastric cancer location based on physiological lymphatic flow. Int J Clin Oncol 13：320-329, 2008

第5章 手术-③ 机器人手术

第1节 基本事项

一、必要器械（基本套件）

（一）手术台

一般用达·芬奇可动式手术台。术中可以调整手术台的角度，原则上是头抬高 12°，进行胃全切除术以及贲门侧胃切除术的脾门部操作时，左侧抬高 5°。

（二）钳子类（图 5-1-1）

- 右外侧：双极有孔电凝（Fenestrated bipolar），如果是 Xi 型，则是双极长抓钳（Longer bipolar grasper）。
- 左内侧：达·芬奇专用超声刀 ACE，单极弯剪（Monopolar curved scissors），大持针器（Large needle driver）。
- 左外侧：单孔抓钳。

※ 血管夹：中央臂大血管夹钳、小血管夹钳。

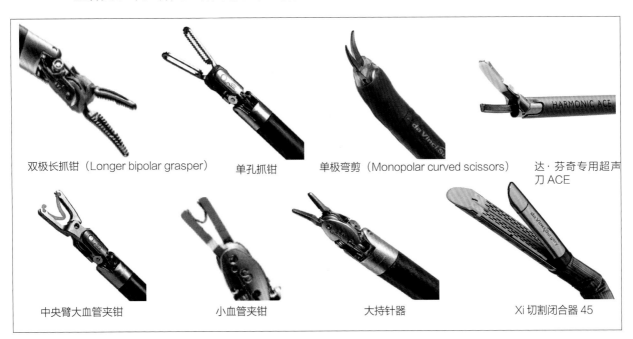

双极长抓钳（Longer bipolar grasper）　单孔抓钳　单极弯剪（Monopolar curved scissors）　达·芬奇专用超声刀 ACE

中央臂大血管夹钳　小血管夹钳　大持针器　Xi 切割闭合器 45

图 5-1-1 达·芬奇用钳子

　　原则上粗的动脉用 ML 型号的 Hem-o-lok，细的动脉以及静脉用 S 型的 Hem-o-lok。ML 型号的 Hem-o-lok 比较容易滑脱，所以建议进行双重夹闭。

（三）戳卡配置

- 腹腔镜戳卡：Ki 气囊戳卡 12mm × 130mm（Applied Medical）。Xi 系机器人则用达·芬奇专用 8mm 戳卡。
- 左内侧戳卡为达·芬奇专用切割闭合器 12mm 戳卡，以及 8mm 戳卡。
- 两外侧使用 8mm 戳卡。
- 右内侧戳卡（助手用 12mm）为 ENDOPATH XCEL 75mm 戳卡（Ethicon）。

（四）能量装置

- 达·芬奇专用超声刀 ACE：其止血功能较强大，可以有效缩短手术时间，最近比较常用。但是由于没有关节活动功能，因此在廓清胰腺上缘时，只能与双极电凝并用进行淋巴结切除。
- Endo Wrist Vessel Sealer：有多关节活动功能，但是尖端比较粗，不常用。

（五）高能量装置

- 达·芬奇专用 ERBE VIO
  ○双极电凝　Forced Coag Effect 2，Soft Coag Effect 4~5。
  ○单极电凝　Classic Coag Effect 1。
- Force Triad™（Medtronic）
  ○双极电凝 Macro mode 60 W. Low mode 20 W。

（六）切割闭合器

- 达·芬奇用切割闭合器 Sure Form™ 60：一般用蓝色钉仓。有关节，活动度好。术者可以自由调整吻合角度，特别是 B-I 重建时比较有用。偶尔会有吻合钉成形不全的情况，需要细心观察。
- Signia™ 切割闭合系统（Medtronic）：容易与机器臂相干扰，用的是 25.5cm 长的切割闭合器。吻合钉成形比较漂亮，可以从第 1 助手右内侧戳卡插入，比较适合从胃小弯侧进行切除胃操作的角度。

（七）其他

- 腹腔镜用纱布（GG 纱布）（川本产业）。
- Octopus retractor standard OCT-03N（YUFU 公司）。
- Octopus retractor Nathanson Hook Liver Retractors S 4-9811121/1（YUFU 公司）。
- 硅胶椭圆形垫片（小）（八光公司）。
- 切缘保护器：Smart retractor® S 18962（TOP）。
- 切缘保护器盖子：Free access S HD-T 型号 18922（TOP）。
- 19Fr J-Vac Drain™ round（Ethicon）。
- 内脏器官牵开器（Internal Organ Retractor）PL593R、PL5955SU（B Braun）：偶尔在肝左叶以及

横膈膜上提术野的显露时使用。

- 1% 亚甲蓝溶液。

二、设定

（一）麻醉

与腹腔镜下手术一样，原则上采用全身麻醉加硬膜外麻醉。

（二）体位（图 5-1-2）

两上肢收拢，头部抬高 10°～12°。为了防止干扰机械臂，离被架尽量放低且移到头侧。术中要时刻关注机械臂是否与患者身体接触。

（三）戳卡配置

1. 达·芬奇机器人系统 Si（以下简称 Si）（图 5-1-3a）

脐部放置 12mm×130mm 的气囊戳卡，戳卡之间相距 8cm 左右，呈 V 形排开。与肋弓隔两横指左右，防止干扰。左内侧戳卡需要放入达·芬奇专用切割闭合器，因此留置 12mm 戳卡。右内侧留置第 1 助手用 12mm×75mm 戳卡。对于身体较小的患者，为避免在腹腔内打不开切割闭合器，因此建议左内侧戳卡靠近尾侧。对于身体较大的患者，超声刀可能够不着头侧，所以建议该戳卡稍微靠近头侧。从 12mm 戳卡中放入小号套卡，两外侧放 8mm 戳卡。剑突下放置肝脏拉钩，肝左外侧叶放硅胶垫片保护肝脏。

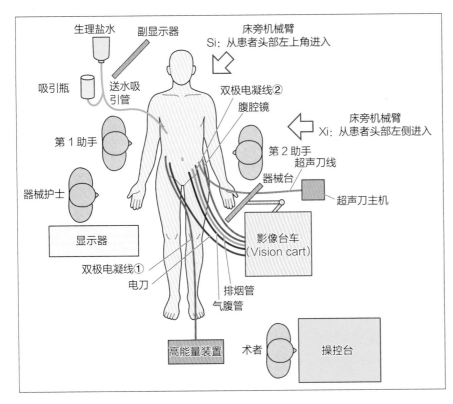

图 5-1-2　机器人手术的布局

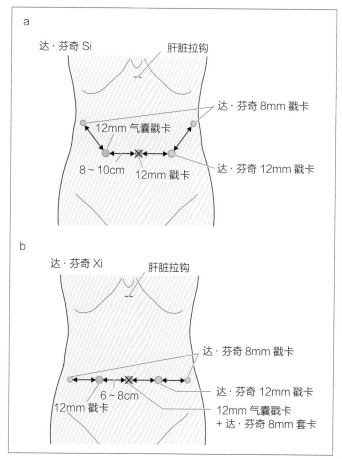

图 5-1-3 达·芬奇 Xi 戳卡配置

达·芬奇床旁机械臂（Patient cart）从患者头侧左上角进入。腔镜臂装好镜头，调整各个戳卡，以便能够从正面辨别清楚各机械臂型号。为了防止手臂与患者身体接触，应该边从腹腔内观察，边调整 3 号戳卡向腹部外侧上提。如果不与远程传感器协调一致，就可能导致腹壁损伤。2 号机械臂安装好双极有孔电凝（Fenestrated bipolar）。

从 1 号孔放入达·芬奇专用超声刀 ACE，从 3 号孔放入单孔抓钳。

2. 达·芬奇 Xi（图 5-1-3b）

经脐放入 12mm×130mm 的气囊戳卡，向两侧横向距离 6～8cm 处放置其余戳卡，床旁机械臂从患者左侧放入。2 号放置 8mm 戳卡，经脐戳卡再套入小戳卡，用于放入腹腔镜。床旁机械臂选择上腹部模式，以脾脏下极为标志点，各机械臂自动调整后，装机等待手术。4 号戳卡向腹侧上提，各体外机械臂之间相距 15cm 左右，从 1 号戳卡放入双极长抓钳，3 号戳卡放入达·芬奇专用超声刀 ACE，4 号戳卡放入单孔抓钳。为了防止体外干扰，把机械臂旋转 120°～180°。Si 与 Xi 的机械臂型号不一样，需要第 1 助手时刻注意，防止出错。

三、基本手术技巧

一般与腹腔镜下胃切除术的顺序一样。达·芬奇 Xi 是左手使用 1 号机械臂，右手操控 4 号机械臂用于抓提、牵引确保术野之后，切换到 3 号机械臂进行切开操作。其余的血管夹闭、切割闭合器操作、缝合、吸引、取放纱布以及缝合针的放入取出等都是从助手操作孔进行操作的。对于机器人辅助下的胃切除手术，各机械臂是用来辅助术野展开的，与腹腔镜还是存在本质的区别，这是需要我们理解的。另外，钳子的自由度非常高，利用这一个特点可以避免胰腺受压以及造成热损伤。此外，机器人手术很难与助手协调，因此要习惯单人手术。

第2节 机器人辅助下幽门侧胃切除术 ▶动画⑪

┃ 一、适应证

《胃癌取扱い規約第 14 版》规定 cStage I、II 期的患者，可以进行 D1+ 或 D2 淋巴结根治切除。cT4a、肉眼分型第 4 型肿瘤、高度淋巴结转移、术前化疗以及残胃癌患者除外。

┃ 二、胃切除、淋巴结廓清（达·芬奇 Xi 系统）

（一）从胃大网膜离断到胃网膜左动静脉离断

- 4 号钳子与助手钳子展开胃网膜动静脉，用超声刀从 3 号孔向患者左侧离断距离胃大网膜网膜弓 4cm 处的大网膜（图 5-2-1）。
- 打开网膜囊，从内侧可以观察到胃大网膜左动静脉，让第 1 助手抓提胃大弯侧后壁向腹侧牵引，4 号钳子抓提胃网膜左动静脉垂直向腹侧牵引（图 5-2-2）。
- 超声刀游离胃网膜左动静脉周围的脂肪组织，用塑料血管夹夹闭之后离断血管。
- 4 号钳子抓提胃网膜左动静脉继续向腹侧牵引，沿着胃壁切离大网膜。
- 4 号钳子与助手钳子展开胃网膜动静脉，从胃后壁展开胃大弯侧的脂肪组织，尽量不残留脂肪组织，离断胃网膜左动静脉，并向右离断胃网膜右动静脉 2~3 根分支血管一直到胃切离线（图 5-2-3）。

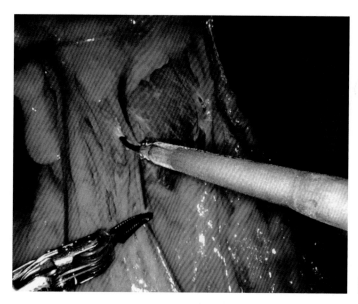

图 5-2-1 切离大网膜

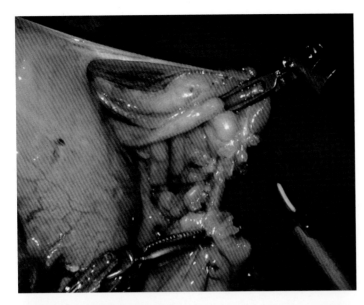

图 5-2-2　切离胃网膜左动静脉

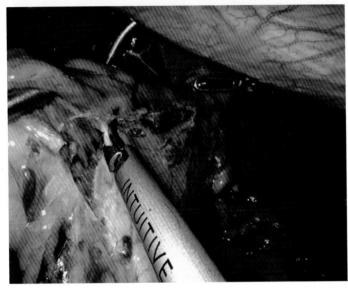

图 5-2-3　切离胃大弯侧的脂肪组织

（二）6 组淋巴结的廓清

- 4 号钳子向腹侧抓提胃后壁，游离胃后壁以及胰腺之间的生理性粘连部分，辨清肝总动脉与胃十二指肠、肝固有动脉分支。
- 4 号钳子向腹侧抓提胃网膜右动静脉血管蒂，游离胰前筋膜前叶，到达十二指肠（图 5-2-4）。在最适游离层进行游离，则可透见背侧的胃网膜右静脉，以及胰十二指肠上前静脉。用超声刀游离腹侧组织。
- 沿着胃网膜右动脉向胰十二指肠上前动脉的神经前层游离，在胃网膜右动脉与静脉之间进行游离。找到胰十二指肠上前静脉合流处，夹闭胃网膜右静脉，并离断该血管。
- 继续游离胃系膜以及十二指肠系膜，确认幽门下动脉的分支后，在胃网膜右动脉根部用 ML 型号的塑料血管夹夹闭，并且离断（图 5-2-5）。
- 幽门下动脉一般用小型号塑料血管夹夹闭后离断。
- 将幽门下动脉分支沿着十二指肠壁游离到幽门窦处，并将其离断。

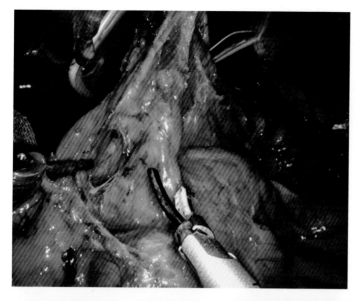

图 5-2-4　游离胰前筋膜前叶

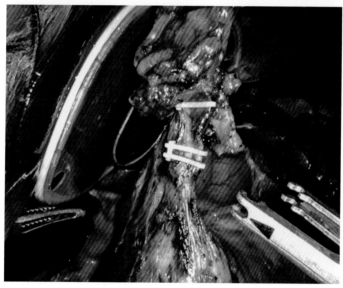

图 5-2-5　离断胃网膜右动脉

（三）离断十二指肠

- 在之前确认好的肝总动脉与胃十二指肠动脉以及肝固有动脉前面放置 1 块纱布。此时，如果十二指肠上动脉后叶分支可以透见，一般可以从背侧切离开。
- 第 1 助手向尾侧牵拉胃大弯前庭部。4 号钳子向左侧牵引胃右动静脉。游离胃右动静脉与十二指肠上动静脉间的无血管区域。离断几根十二指肠上动静脉分支（图 5-2-6）。十二指肠系膜也分前后叶，先切开前叶，再切开后叶。
- 3 号机械臂的 Endo Wrist 放入蓝色 45mm 钉仓，在幽门环尾侧从胃大弯向胃小弯插入切割闭合器，离断十二指肠。三角吻合时，用 4 号钳子抓提后壁，从后壁向前壁方向插入切割闭合器离断十二指肠（图 5-2-7）。

（四）离断胃右动静脉

- 沿着肝固有动脉从尾侧向头侧游离肝十二指肠韧带，在肝脏下缘切开小网膜。4 号钳子向患者

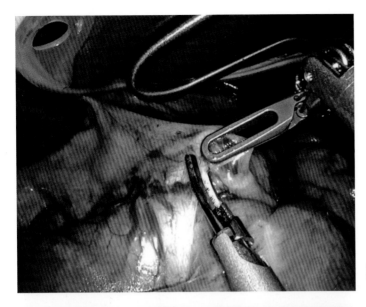

图 5-2-6　切开胃右动脉与幽门之间的组织

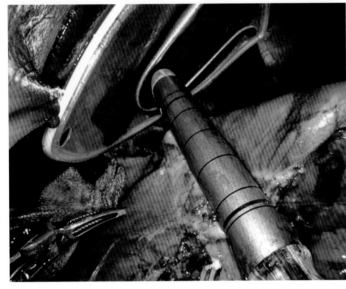

图 5-2-7　离断十二指肠

左侧及腹侧牵拉胃大弯或者胃右动静脉血管蒂，与之前操作游离出来的肝总动脉周围神经外侧层相连续，从肝固有动脉左侧背侧向头侧游离，在此可以确认直立向上的胃右动脉。此处充分游离的话，则从前面游离胃右动脉就变得比较容易，从前面开始游离肝固有动脉左侧神经外侧层，接着游离出胃右动脉神经外侧层（图 5-2-8）。此时，十二指肠上动脉的切离端还是会干扰操作，有必要的话，追加切除。

- 如果胃右静脉与胃右动脉离得比较远，则先处理静脉。如果是伴行的话，则一并用塑料夹在血管根部夹闭、切断。

（五）8a 组淋巴结的廓清（D2 的话，则合并 12a 组淋巴结的廓清）

- 4 号钳子牵引切除下来的淋巴结连同后腹膜组织一并向左侧腹侧牵引。1 号钳子抓提肝总动脉以及肝固有动脉周围的神经组织外侧进行游离，确认门静脉。同时廓清 12a 组淋巴结的话，需要从肝固有动脉一直游离到肝左动脉和肝右动脉分叉高度，沿着门静脉左侧切除肝十二指肠韧带，完成 12a 组淋巴结的廓清（图 5-2-9）。

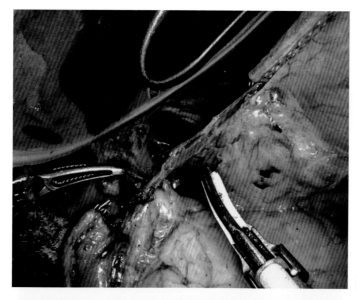

图 5-2-8 离断胃右动脉

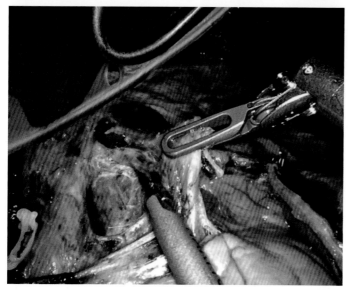

图 5-2-9 12a 组淋巴结的廓清

- 接着，用4号钳子向头侧牵拉游离下来的淋巴组织，肝总动脉周围的神经用1号钳子抓提，沿着神经外侧层进行8a组淋巴结的廓清。胰腺可能妨碍术野，让第1助手辅助向尾侧牵拉胰腺下缘的结肠系膜，尽量避免直接压迫胰腺组织，防止术后发生胰漏。

（六）9组淋巴结的廓清、离断胃左动脉（手术视频病例是保留了胃左动脉分出的肝左动脉分支）

- 进行D2廓清时，首先切开横膈膜右脚上缘的腹膜，游离出胃背侧的Gerota筋膜前面，并且放入1块纱布。

- 机器人关节活动比较大，可以很容易廓清深部的淋巴结。因此，通常进行腹腔镜下手术时，从内侧入路的胰腺上缘淋巴结开始廓清，在机器人手术时则可以从右侧入路开始进行廓清。也就是说，在8a组淋巴结廓清之后，用4号钳子向腹侧牵引胃左动脉血管蒂，进行右侧9组淋巴结的廓清，到达胃左动脉左侧之后，沿着脾动脉神经外侧层面开始游离，一直到达胃左动脉左侧的无血管区（图5-2-10）。用4个ML型号的塑料血管夹夹闭胃左动脉，中枢断端

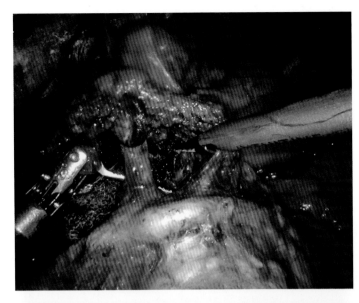

图 5-2-10　廓清胃左动脉周围

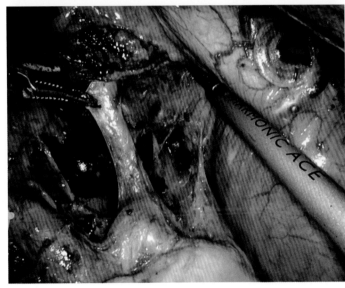

图 5-2-11　保留迷走神经腹腔支

应该保持有 3 个血管夹，防止出血。

- D2 廓清时，继续游离 Toldt 融合筋膜，显露出胰后筋膜，进行 9 组淋巴结左侧以及 11p 组淋巴结的廓清。切除脾动脉根部的胰腺被膜时，3 号机械臂上的超声刀角度很难调整好，此时可以用 1 号臂长双极电凝，用凝固模式切开胰腺被膜。适当牵拉廓清组织，可以调整超声刀的角度予以切除。
- 离断胃左动脉。
- 离断胃左静脉的时机，要根据其走行而定。胃左静脉走行于肝总动脉背侧的话，一般离断胃左动脉之后再切除胃左静脉。但是如果胃左静脉走行于脾动脉的腹侧，应该先用小型血管夹夹闭胃左静脉，再离断胃左动脉。
- 早期胃癌一般进行 D1+ 廓清，且保留迷走神经腹腔支。切开胰胃韧带到胃小弯侧，在胃左动脉的左侧显露出神经外层，且以此建立游离层面向头侧游离。可见胃左动脉向贲门侧走行的迷走神经腹腔支呈索状（图 5-2-11）。廓清完 8a 组淋巴结，切开腹膜到右侧横膈膜脚上缘，游离胃左动脉右侧，在腹腔支分出之后，离断胃左动脉。

（七）廓清胃小弯侧

- 胃小弯侧的廓清一般从胃后壁开始。
- 4号钳子抓提小网膜肛侧。1号钳子抓提小网膜的头侧使其呈直线状展开，超声刀从肛侧向头侧游离（图5-2-12）。尽量从胃后壁视野进行胃小弯侧淋巴结廓清，之后的胃前壁廓清就会简单许多。
- 接着廓清胃前壁，胃前壁小弯用4号钳子向腹侧牵引，进行廓清。后壁廓清充分的话，前壁只要切开腹膜就可以与胃后壁连成一体（图5-2-13）。

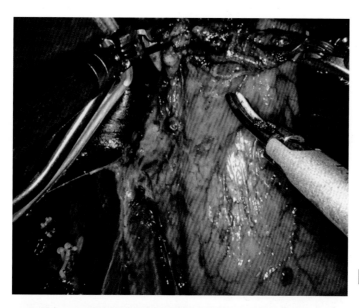

图5-2-12 胃小弯侧淋巴结的廓清（从后壁进行）

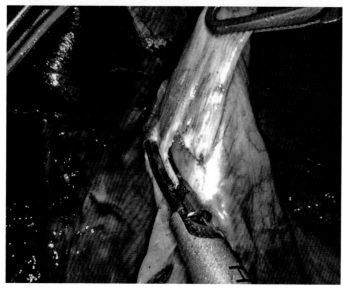

图5-2-13 胃小弯侧淋巴结的廓清（从前壁进行）

（八）离断胃

- 术前胃镜下对肿瘤口侧进行点墨标记以确定胃切除界线，术中则用亚甲蓝标记浆膜侧。
- 胃离断方向一般是从胃大弯侧向胃小弯侧切除，但是病灶在胃小弯上部的话，则从胃小弯向胃大弯侧切除更容易确保肿瘤边界。

- 从胃小弯侧向胃大弯侧切离胃时，4 号钳子抓提胃大弯切离线口侧向头侧腹侧牵拉，助手钳子向 5 点钟方向牵拉胃肛门侧，使切除线指向 1 点钟方向，这样有利于切割闭合器的操作。
- 插入 3 号机械臂的 Endo Wrist 45mm 蓝色钉仓后，沿着标记线，从胃小弯侧向胃大弯侧离断胃，一般需要 3 个钉仓（图 5-2-14）。
- 经脐小切口取出胃标本。

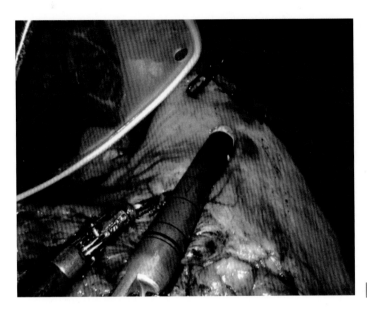

图 5-2-14　离断胃

三、术后重建（三角吻合、Roux-en-Y）

（一）Roux-en-Y 重建

- 残胃较小时，有食管裂孔疝的病例则进行 Roux-en-Y 重建。
- 胃标本取出之前，Treitz 融合韧带尾侧约 20cm 的小肠用亚甲蓝标记好。
- 胃标本取出之后，将标记好的小肠提出体外，用切割闭合器离断。Y 脚吻合用直线切割闭合器进行侧侧吻合。通用孔用 3-0 可吸收线进行 Gambee 缝合。肠系膜间隙用非可吸收线进行连续缝合来关闭间隙。
- 上提空肠断端需要包埋。在距离断端 45mm 的肛门侧打开一小孔，为了防止切割闭合器进入黏膜下层，需用 3-0 可吸收线全层缝合 1 针。
- 回到腹腔镜下操作，用超声刀在残胃大弯侧打开 1 个小孔，用于放入切割闭合器。
- 4 号钳子牵拉上提空肠断端包埋的缝线，1 号钳子牵引上提空肠肛侧，调整角度，以便于放置 3 号机械臂 Endo Wrist 蓝色切割闭合器的底砧。
- 切割闭合器夹闭后，缓慢移动到吻合部位，4 号钳子抓住上提空肠，1 号钳子诱导残胃断端套入切割闭合器的钉仓侧，1 号与 3 号机械臂协调运动，把残胃与空肠吻合口对好，进行吻合（图 5-2-15）。
- 关闭通用孔时，两端以及中间用 3-0 可吸收线进行全层缝合，4 号钳子抓提头侧 2 根线，1 号钳子抓提尾侧 1 根线，使得切口呈直线化之后，用 3 号机械臂的 Endo Wrist 45mm 蓝色切割闭合器闭合通用孔（图 5-2-16）。上提空肠断端与残胃大弯侧缝合 1 针。

- Petersen 间隙用 3-0 的倒刺非可吸收线进行连续缝合。有报道称关闭间隙之后，也可能发生内疝，因此尽量减小缝合间隙，且建议一般从横结肠附近的肠脂垂开始缝合（图 5-2-17）。

- 十二指肠断端用 3-0 可吸收线进行荷包缝合，包埋。

- 为防止输出脚扭转，上提空肠与结肠系膜固定 2 针。

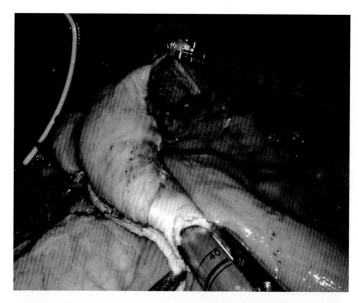

图 5-2-15　胃空肠吻合

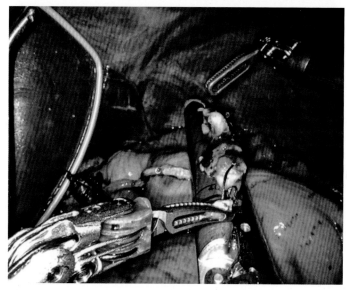

图 5-2-16　关闭通用孔

（二）三角吻合进行 B-I 重建

- 残胃较大时，且没有食管裂孔疝的病例则通过三角吻合法进行 B-I 重建。

- 残胃与十二指肠大弯侧打开一小孔。

- 4 号钳子抓提残胃大弯侧，1 号钳子抓提断端，将 3 号机械臂的 Endo Wrist 45mm 蓝色切割闭合器的底砧插入小孔。调整切割闭合器到胃后壁，夹闭切割闭合器之后，4 号钳子才松开胃壁，

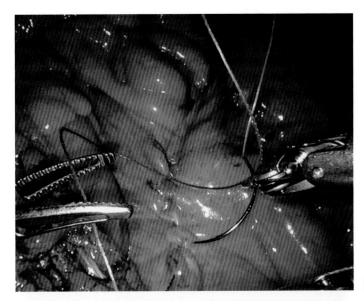

图 5-2-17 关闭 Petersen 间隙

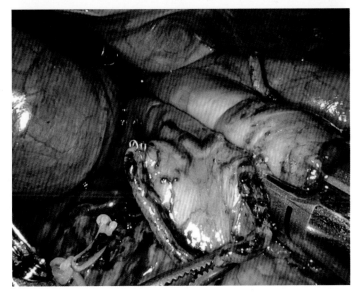

图 5-2-18 胃十二指肠吻合

把胃壁移动到十二指肠吻合预定部位，再次用 4 号钳子抓提通用孔头侧，稍微打开切割闭合器，1 号钳子把十二指肠套入底砧，1 号与 3 号机械臂协作调整断端，夹闭切割闭合器之后，观察周围有无多余组织卷入，确认安全之后进行吻合（图 5-2-18）。

- 关闭通用孔时，两端以及中间用 3-0 可吸收线进行全层缝合，4 号钳子抓提头侧两根线，1 号钳子就抓提尾侧一根线，使得切口呈直线化之后，用 3 号机械臂的 EndoWrist 45mm 蓝色切割闭合器闭合通用孔，一般需要两个钉仓。
- 胃大弯侧的通用孔断端进行包埋。

（三）引流管放置

- 通过 1 号戳卡放入 19Fr 的 JVAC 圆形引流管。切换机器人的设定，术者右手为 1 号机械臂，左手为 3 号机械臂，引流管从 1 号戳卡放入，调整引流管，放置在胰腺上缘到残胃后壁。

四、技术要点

- 体位一般采取抬高头 12°。行幽门侧胃切除术时，通常不用左右倾斜，肥胖的患者离断胃网膜左动静脉时，需要向右侧稍微倾斜。
- 腹腔内空间较大才容易进行手术操作，因此 1 号、3 号、4 号戳卡一般稍微向外侧腹侧上抬之后进行固定。腹腔镜戳卡也在设定之后稍微向腹侧牵引，进行再固定。
- 要预先调整机械臂之间的间隙，防止互相干扰。
- 特别是机器人导入初期，术者不怎么使用 4 号钳子，经常会忘记它的存在。为了得到良好的术野，要有效利用这些钳子为好。
- 达·芬奇专用超声刀没有活动关节，不能很好地夹闭组织时，用其他钳子调整好角度，便于用超声刀凝固切除。比如说用 4 号钳子将血管的方向调整至与超声刀垂直，这样手术推进比较快速。
- 机器人辅助下手术，因为没有触觉，所以一般要通过观察来推测组织的紧张度。
- 因为关节活动度大，且有防抖功能，因此廓清胰腺上缘时通常不用牵引胰腺。且超声刀或者左手的双极电凝可以用于廓清淋巴结，因此有希望能够把胰漏的发生率降到最低。

五、陷阱

　　该术式是绝大多数外科医师开始做机器人辅助下胃癌根治术时的必经之路，需要我们了解机器人的缺点：没有触觉。首先，机器人手臂抓小肠时，不经意间可能导致小肠穿孔，因此提拉小肠时要温柔。其次，在上提空肠时，肠系膜很容易被撕裂，这也是大忌。此外，进行三角吻合插入切割闭合器时，要注意避免刺破十二指肠。

　　术野外操作机械臂可能会造成钳子之间互相干扰，应尽量避免。此外，体格较小的患者，1 号戳卡有可能放置在肝右叶下缘的头侧，交换钳子时，注意不要损伤肝脏，造成不必要的出血。

第 3 节　机器人辅助下胃全切除术　▶️ 动画⑫

一、适应证

机器人辅助下胃全切除术与腹腔镜下胃全切除术的适应证一样。早期胃癌中除了不能进行幽门侧胃切除术以及贲门侧胃切除术的病例之外，病灶在胃体上部的病例均可以进行胃全切除术。进展期胃癌中贲门向尾侧 3cm 之内的胃癌以及贲门侧淋巴结转移的胃癌也可用该术式。一般来说，cStage Ⅰ、Ⅱ期的胃癌，可以采用机器人手术或腹腔镜下手术，其余的进展期胃癌则采取开腹手术。

病灶不在胃大弯侧的进展期胃癌按照 JCOG0110 临床试验结果实施保留脾脏的 D2 标准根治术，部分脾动脉远端 11d 组以及 10 组淋巴结不用廓清。另外，病灶在胃大弯侧的进展期胃癌则根据 JCOG1809 临床试验机构，实施保留脾脏的脾门淋巴结廓清。此时，廓清顺序按照 Huang 的三步骤，首先对胃网膜左动静脉根部的下行分支进行廓清（Step 1），其次是对脾动脉尾部向脾脏分支处的 11p 组、11d 组淋巴结进行廓清（Step 2），最后廓清脾动脉的上行分支以及上极分支周围淋巴结（Step 3）。此时，进行增强 CT 的 3D 血管成像将会有很大作用（图 5-3-1）。

二、切除、淋巴结廓清

（一）切离大网膜

与幽门侧胃切除术一样，4 号钳子与助手的钳子抓提胃网膜动静脉，切开距离血管弓 3 ~ 4cm 处的大网膜。此时，尽量向左侧切开网膜囊，这样能够确切进入网膜囊。且从左侧可以看到结肠系膜背侧，观察到结肠系膜折返部位，进行准确游离。

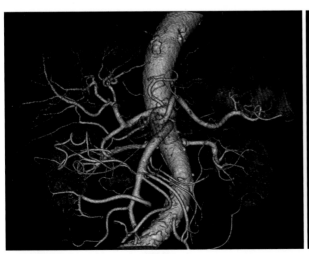
动脉相

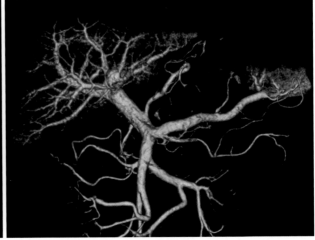
门静脉相

图 5-3-1　3D CT 血管重建成像

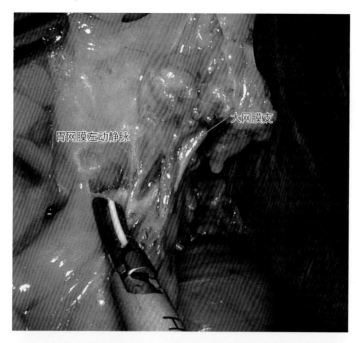

图 5-3-2 牵拉胃网膜左侧血管蒂

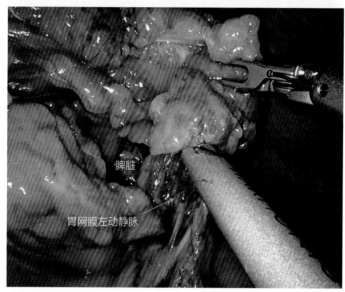

图 5-3-3 在胃网膜左侧血管蒂根部确认脾脏

（二）脾门廓清（Step 1）

不做脾门廓清的病例，可以参考腹腔镜下胃全切除术章节。此节对脾门廓清进行重点讲解。

游离到胃网膜左侧血管蒂附近后，第 1 助手钳子向右侧牵拉胃大弯后壁，4 号钳子抓提胃网膜左侧血管蒂向腹侧，使胃网膜呈直线化（图 5-3-2）。

接下来，沿着血管走行向脾门部游离，确认脾动静脉的下行分支或者下极分支，有时很难区分是大网膜分支还是大网膜左动静脉，仔细观察之后，必要时则予以一一夹闭后离断。

随着廓清进程的推进，脾脏成为很重要的解剖标志。首先离断血管弓外侧的组织，显露出脾脏，如果从外侧比较难游离，从内侧游离亦可。务必以脾脏为参照进行廓清（图 5-3-3）。确认好胃网膜左动静脉之后，将其夹闭离断（图 5-3-4）。

离断胃网膜左动静脉之后，可以看到脾动脉主干，显露出下行分支。此时，如果有细小的胃短

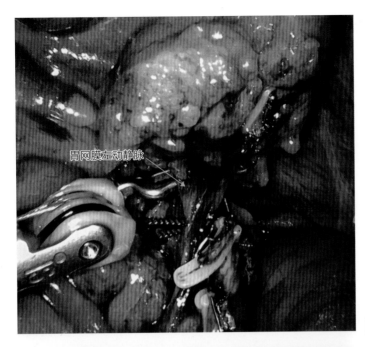

胃网膜左动静脉

图 5-3-4　离断胃网膜左动静脉

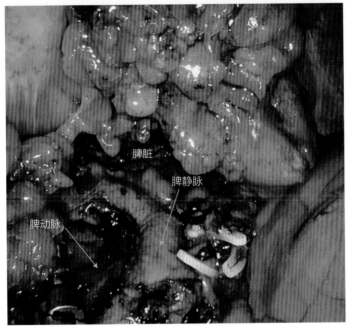

脾脏

脾静脉

脾动脉

图 5-3-5　确认好脾动脉主干及上行
分支

动静脉，则用超声刀将其凝固离断。

离断数支胃短动静脉之后，一定程度上可以确认脾动静脉的走行，继续进行游离（图
5-3-5）。

（三）脾门部廓清（Step 2）

脾动脉从胰腺直立上行的地方为手术标记，在此显露出脾动脉主干的走行方向，由此向远端游
离进行 11d 组淋巴结的廓清（图 5-3-6）。此时，在脾动脉背侧可以见到胰后筋膜，沿着此处游离
到 Toldt 融合筋膜层，使得之后的淋巴结廓清变得容易（图 5-3-7）。

视频里的病例，因为存在上极动脉，且分出胃后动脉，因此在游离上极动脉时，需要确认胃后

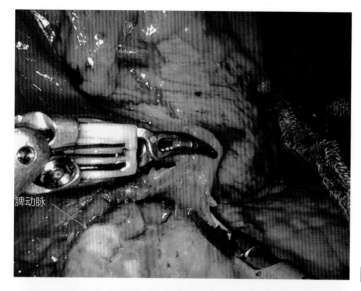

脾动脉

图 5-3-6 脾动脉主干淋巴结的廓清

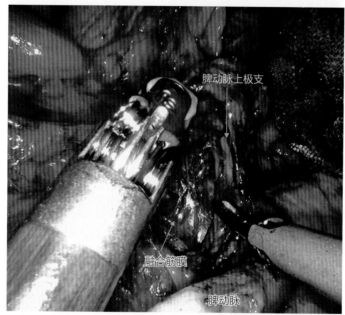

脾动脉上极支

融合筋膜

脾动脉

图 5-3-7 胰后筋膜的乳头以及脾动脉上极分支

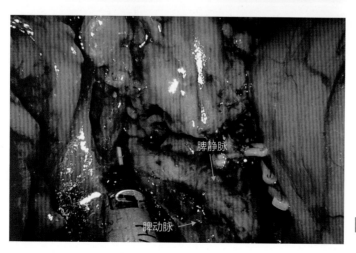

脾静脉

脾动脉

图 5-3-8 廓清脾动静脉上行分支周围的淋巴结

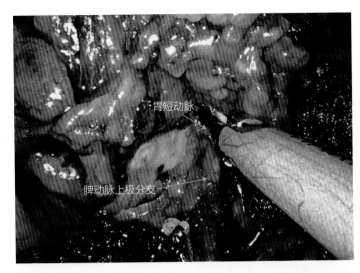

图 5-3-9　廓清脾动脉上极分支周围的淋巴结

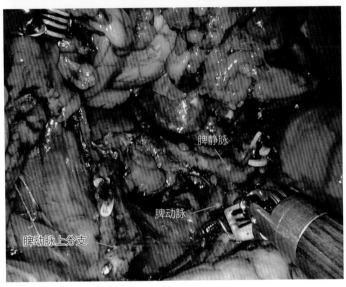

图 5-3-10　脾门廓清完成图

动脉，并用金属钛夹夹闭后离断。

接下来沿着脾动脉向末梢侧游离 11d 组淋巴结。在脾门部确认脾动静脉的上行分支，最大限度进行廓清（图 5-3-8）。

（四）脾门廓清（Step 3）

如果存在脾上极分支动脉，则予以保留该血管的同时，向着脾门推进，廓清脾门周围淋巴结（图 5-3-9）组织。离断胃短动脉，切断脾胃韧带之后，结束脾门的廓清（图 5-3-10）。

（五）廓清幽门上下淋巴结

接着，游离胃右侧。与幽门侧胃切除术一样，廓清 6 组淋巴结。脂肪相对较多的病例也要有层面意识才可保证游离层面正确。在廓清幽门上淋巴结前，沿着动脉周围的神经层面进行游离，直到完全显露出肝总动脉、胃十二指肠动脉为止。

幽门上淋巴结廓清也与幽门侧胃切除术一样，切开胃右动脉与十二指肠上动脉之间的无血管区，离断几支十二指肠上动脉的分支血管（图 5-3-11），取出放置在十二指肠背侧的纱布，用

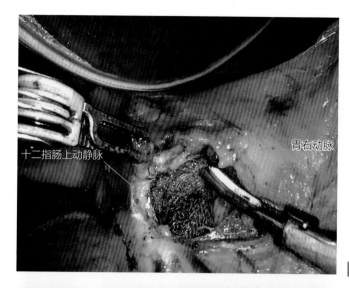

图 5-3-11 离断十二指肠上动静脉

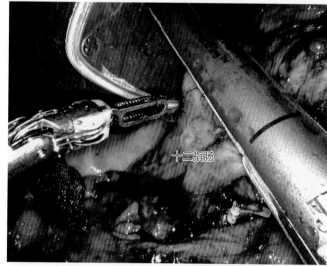

图 5-3-12 离断十二指肠

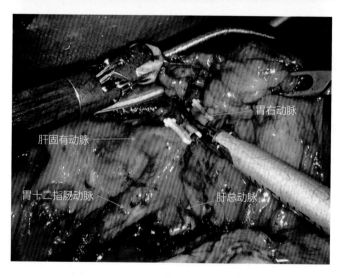

图 5-3-13 离断胃右动脉

达·芬奇专用切割闭合器 60mm 钉仓一次离断十二指肠（图 5-3-12）。

继续沿着肝十二指肠韧带廓清，游离肝固有动脉的前面以及背面，等胃右动脉全部游离之后，将其夹闭离断（图 5-3-13）。

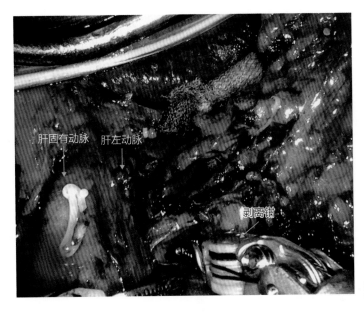

图 5-3-14　廓清 12 组淋巴结

与幽门侧胃切除术一样，4 号钳子抓提廓清组织，向左侧腹牵引，1 号钳子抓提动脉周围神经组织，向门静脉方向廓清 12a 组淋巴结。超声刀不可以弯曲，如果深部操作较困难，则建议用单极或者双极电凝进行廓清（图 5-3-14）。确认胃左静脉之后，在门静脉流入点夹闭、离断该血管。

（六）胰腺上缘的廓清

切开食管裂孔附近的横膈右侧脚与胃之间的组织，胃的背侧沿着 Toldt 融合筋膜层游离向左侧推进，塞入 1 块纱布。接下来抓提胃左动脉的血管蒂，向腹侧牵引，对于比较瘦的患者不用压胰腺下缘，但是对于脂肪较多、男性患者中胰腺比较厚的病例，需要牵拉胰腺下缘的结肠系膜向尾侧翻转。

沿着胰腺上缘切离脂肪组织，显露出肝总动脉以及脾动脉根部，腹腔动脉干左右存在比较疏松的结缔组织层，沿着此层继续游离，充分游离出胃左动脉。切除动脉周围的神经组织后，夹闭该血管并离断（图 5-3-15）。

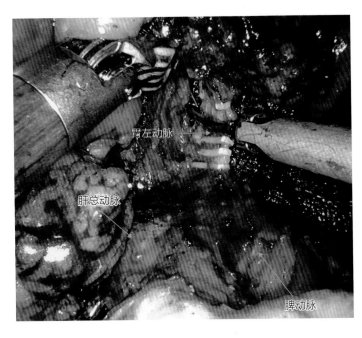

图 5-3-15　离断胃左动脉

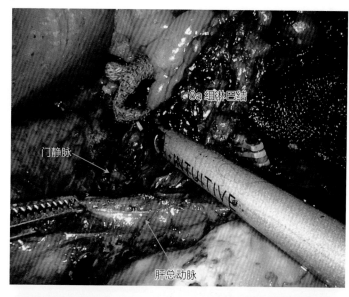

图 5-3-16　8a 组淋巴结的廓清

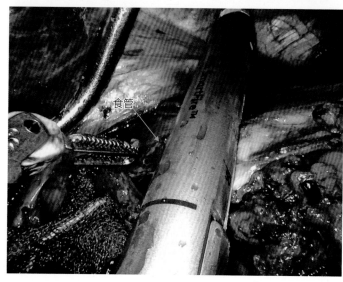

图 5-3-17　离断食管

继续向头侧游离，可以到达刚刚放置的纱布层，切断腹腔动脉周围的神经层之后，背侧的 8a 组淋巴结活动性增加，容易上提，完成 8a 组淋巴结的廓清（图 5-3-16）。

（七）离断食管

在食管裂孔周围游离食管周围组织，离断背侧的左横膈下动脉贲门支。从食管表面游离开周围的脂肪组织，此时离断迷走神经的胃前支、胃后支。标记好离断线之后，用达·芬奇专用切割闭合器离断食管（图 5-3-17）。

三、重建

与腹腔镜下胃全切除术一样，机器人辅助下胃全切除术也可用切割闭合器进行功能性端端吻合（FEEA）或者用 Overlap 法，相对来说，Overlap 法的缝合结扎比较容易些。接下来我们将对 Overlap 法进行讲解。空肠的准备跟之前的腹腔镜下胃全切除术一样。

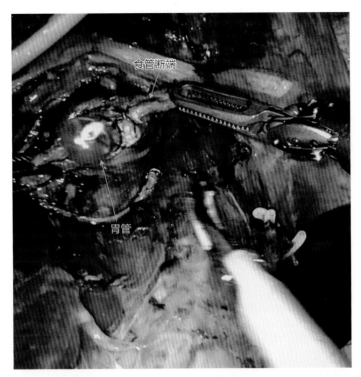

图 5-3-18　离断食管

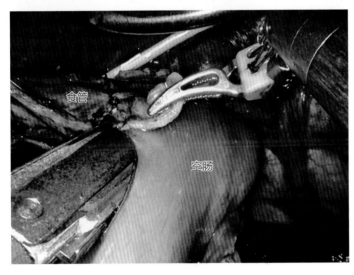

图 5-3-19　食管空肠侧侧吻合

切开食管断端左侧 1/3（图 5-3-18），插入胃管，防止吻合砧误入黏膜下层，在前后壁全层各缝 1 针。

接着，将切割闭合器的钉仓侧插入空肠，底砧侧插入食管。调整食管与空肠的高度，让通用孔处于同一水平高度。使吻合口径尽可能达 3cm 以上（图 5-3-19）。

观察吻合口周围有无出血，切除食管左侧断端的残余食管组织。

在通用孔的腹侧背侧全层缝合 1 针。用 3-0 倒刺可吸收线通过连续全层缝合进行关闭。接着再次进行浆肌层连续缝合、加固（图 5-3-20）。

在左侧加强缝合 1 针用于与横膈脚固定，在前壁也加固 1 针用于固定食管空肠吻合部。这样整个食管空肠吻合结束。之后，用 3-0 非可吸收线关闭 Petersen 孔。腹腔内清洗，观察有无出血，将负压式闭合引流管放在胰腺上缘。此时，通过 1 号戳卡放入引流管，3 号机械臂换成左手操作，4

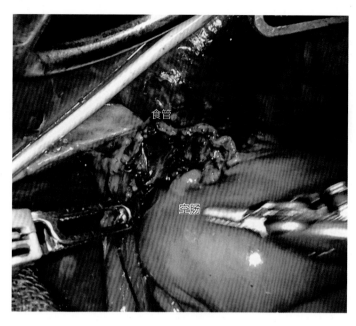

食管

空肠

图 5-3-20 食管空肠吻合结束

号机械臂换成右手操作，协助引流管的放置。

之后，拔除所有的钳子，达·芬奇操作结束。

四、技术要点

- 进行脾门操作时，一般左侧抬高 5°～7° 比较好操作。
- 进行脾门廓清时通过术前增强 CT 进行血管 3D 成像，容易把握血管的走行。应该尽量避免出血，一旦出血，则很容易造成游离层面模糊不清。一般游离脾被膜粘连而引发出血时，均可压迫止血，不宜过度用电凝止血。
- 进行食管周围游离时，要注意食管横膈韧带的存在。不要损伤食管外膜。
- 用切割闭合器进行食管空肠吻合时，吻合口一般有 3cm 即可。不用用力把切割闭合器伸到底，且吻合前务必拔除胃管。

五、陷阱

- 空肠食管吻合还是比较容易发生事故的。如果真要把胃管一起夹闭了，不要慌张，仔细观察胃管表层的吻合钉，全部一一切除。一般来说对侧的吻合线是没问题的。如此继续沿着较大的通用孔进行吻合。机器人手术缝合起来比较容易，一般都可以顺利关闭通用孔。此外切割闭合器底砧把食管扎破的病例曾发生过，机器人器械没有触觉，只靠视觉观察有时会产生视觉死角。在进行测漏试验时，发现食管后壁有 1 个小孔，一般来说，直接缝合关闭即可，但是笔者团队再一次离断口侧食管，重新吻合了一次。经历过食管胃结合部癌手术的外科医师应该有体会，这是需要很高的技术的，因此需要时刻注意防止发生食管损伤。

参考文献

[1] Sano T et al：Randomized Controlled Trial to Evaluate Splenectomy in Total Gastrectomy for Proximal Gastric Carcinoma. Ann Surg 265：277-283, 2017

[2] Huang CM et al：A 346 case analysis for laparoscopic spleen-preserving no.10 lymph node dissection for proximal gastric cancer：a single center study. PLoS One 9：e108480, 2014